見逃されてきた医学

―神　西洋医学の礎石―

渡辺 元雄

見逃されてきた医学

第1部　かかりつけ医の独り言
―理想のかかりつけ医を求めて―………5

第2部　見逃されてきた医学
―神　西洋医学の礎石―………………49

第3部　かかりつけ医との対話
―医療における自己決定権―…………69

第1部　かかりつけ医の独り言

—理想のかかりつけ医を求めて—

第1部　かかりつけ医の独り言

序文

　20世紀に、普通の医師が見失われた。医師は数多いが、特殊な医師ばかりになり、数千年の歴史のある普通の医師がいなくなった。特殊な医師からは、普通の医師がどのような医師か、何をする医師か、理解できない。

　なぜ、理解できないのだろうか。それは、特殊なものを見るように、視点が固定されてしまって、広い視野を失ってしまったからである。そして、自身が広い視野を失っていることにも気付かない。

　見失われたのは、従来一般医と呼ばれていた医師である。日本で言えば、一般内科医がそれに相当する。英国では、general practitioner（GP）であり、この英国の一般医は、例外的に見失われず生き残り、近代的な一般医、すなわち、プライマリ・ケア医として生まれ変わった。私たちはこれに学ばなければならない。

　また、ルイス・トマスは、セシル内科学に採用された『古典的職業としての医学』という論文で、20世紀初頭の一般医の姿を活写している。この論文は見逃されているが、貴重な記述である。

　本書では、英国のＧＰジョン・フライとルイス・トマスの著書の記述を引用し、普通の医師がどのような医師か、説明しようと思う。医学は急速な進歩を遂げたとはいえ、医療全体をみれば、それはわずかなものにしかすぎない。現在でも、医療の多くの場面で、古い医学が有効であり、それを活用しなければならない。現代の医学では、古典的な医学を再発見することは、最先端の医学である。現代の医学にはルネッサンスが必要である。

1 プライマリ・ケアの定義

　プライマリ・ケアとは何か。

　プラトンの書いたパイドンに仮説演繹法という考え方が紹介されている。ある言論を基本前提として立て、そこから演繹される帰結が相互に、さらには、前提と整合的であるかぎり、その帰結を真とする方法である。

　ここでは、ジョン・フライのプライマリ・ケアの定義、すなわちプライマリ・ケアは、非専門医、あるいは医師以外の人が、最初に病人を世話することをプライマリ・ケアと定義し、これを仮説とする。

　この前提に立って考えてみよう。ある人が買い物中急に気分が悪くなって、救急車を呼ぶとする。患者は病院へ運ばれ、救急科の専門医の診療を受ける。この救急科専門医の医療は、今まではプライマリ・ケアとされてきた。

　しかし、私が立てた前提では、これはプライマリ・ケアには当てはまらない。救急科専門医は当然ではあるが、非専門医ではない。したがって、これはプライマリ・ケアからは除外しなければならない。

　ここでは、プライマリ・ケアは存在しないのか。そうではない。救急車を呼ぼうと判断した行為がプライマリ・ケアである。そこには一定の判断がある。気分が悪くなった人すべてが、救急車の対象になるわけではない。店の控え室でしばらく安静にしてもらって、様子をみるという選択肢もありうる。この判断は、必ずしも医師でなければならないことはない。医師であればより的確な判断ができるだろうが、素人でもできる。これが、プライマリ・ケアである。

プライマリ・ケアは、第1次大戦のとき英国の軍医だったドーソンが考えだした言葉である。戦場の負傷者はまず前線で手当てを受ける。重傷者は後方の野戦病院へ送られる。この最初の手当のことをプライマリ・ケア、野戦病院での診療をセカンダリ・ケアと名付けた。前線での手当の役割は、応急処置と後方病院へ送るべきかどうかを判断すること、すなわちトリアージ機能である。

　20世紀に入ったころ、医学に科学が導入され、専門的な医学が勃興してきていた。医療が効果的になったが、複雑化し、また必要性も増してきていた。戦場のみではなく通常の医療でも、医療の組織化が必要になった。そして、英国では医療を社会的な問題として取り上げる合意が形成された。厚生省が設置され、医療の制度化を検討する目的の委員会が設置された。この諮問に対する委員会の答申がドーソン報告である。

　通常の医療も、軍隊にならって組織化されるべきだというのがこの報告の骨子である。診療所の非専門医によるプライマリ・ケアと、病院の専門医によるセカンダリ・ケアからなるシステムである。

　したがって、プライマリ・ケアは単に診療所の医療を指す言葉ではない。その根底には新しい医療の変化に対応する新しい医療思想が存在する。この思想は、プライマリ・ケアの言葉を生み出した英国以外では、理解されていない。米国と日本では、理解されないどころか、その存在自体が認識されていない。

　米国では、プライマリ・ケアの定義が発表されている。定義は学問の基礎であるから、定義を求めることは正しい。しかし、プライマリ・ケアを診療所の医療としてのみとらえ、その根底にある医療思想が見逃されているために、意味のある定義になっていない。こ

見逃されてきた医学

の米国の定義に従えば、混乱が生じるばかりである。医療の進歩には役立たない。役立たないどころか、進歩を妨げている。

　日本といえばどうだろうか。現状は米国の定義を拝聴しているばかりである。自分で考えようとしていない。しかし、かかりつけ医という言葉を生み出した。私は、かかりつけ医はプライマリ・ケア医に相当する言葉だと思う。病院の待合室には「かかりつけ医を持ちましょう」というポスターが掲示されている。かかりつけ医とはどのような医師か、これを手掛かりに考えて行けば、日本でも正しいプライマリ・ケアの定義を作ることができるに違いない。プライマリ・ケア医が定義できれば、かかりつけ医の定義もできる。定義ができれば、その上に医学を築くことができる。

2　医学総論・内科学総論

　私は、医学部卒業後、一時期病理学教室で学んだ。4年間在籍したが、何の業績もあげることはできず、落ちこぼれて這々の体で逃げ出し、臨床医へと転向した。もともと、臨床医になるには、病理学を知っておいたほうがよいと思って入局しただけである。病理学を本格的にやろうと思ったわけではない。そのような甘い考え方では、業績をあげるなどとんでもないことである。落ちこぼれたことは当然であるし、今になって考えれば、落ちこぼれてよかった。なまじ業績をあげれば、とんでもないことになっていたと思う。

　ところで、病理学は総論と各論よりなる。総論は病気全体を貫く原理原則を論じるもの、各論はその原則を応用して、各臓器別に詳

しく記述するものである。

臨床医学は、基礎医学、特に病理学の基盤の上に構築される。臨床医学にも総論が必要である。

ところで、医学総論が存在できるのは、結論からいえば、内科学のみである。内科という用語については、別項を設けて論じることが必要だが、ここではその結論だけを取り上げたい。内科は歴史的に多義に用いられてきた。大きく分ければ、内科にはふたつの意味がある。医学全体を表す言葉、すなわち内科＝医学（medicine）という意味と、多くの専門科の中のひとつという意味のふたつである。例えば、内科と外科といえば別の診療科であり、内科医と外科医は明らかに区別できる。この場合の内科は、後者の意味の内科である。

医学総論は、内科＝医学という意味では、内科学総論である。しかし、内科学総論とは耳にしない言葉である。しかし、それは存在する。内科学の教科書をみればよい。

私たちが学生のころ、読むように勧められたのは、米国の内科学の教科書、セシルのTextbook of MedicineとハリソンのPrinciples of Internal Medicineであった。ここでは内科は、medicineかinternal medicineかという問題が生じてくる。これも考えなければならないが、この考察は内科の用語についての別項に譲る。ここではこの教科書に総論が載っているかどうかに注目したい。

両者をみると、その冒頭にどちらも頁数はすくないが、総論に相当する記述がある。ちなみに、残念ながら日本の内科学の教科書には存在しない。

私はセシルの教科書の総論の中に、ルイス・トマスの『古典的職業としての医学』という論文を見つけ、深い感銘を受けた。ルイス・

トマスには別に『医学は何ができるか』（The Youngest Science）という著書もある。

　それでは、この医学総論は、専門医に書けるのだろうか。専門医は医療の各論は書ける。しかし、医療全体を貫く原理原則は、医療全体をみる非専門医にしか書けない。

　英国の general practitioner ジョン・フライには、A New Approach to Medicine という著書がある。GPは一般医、非専門医、日本でいえば一般内科医である。この著書は日野原重明・紀伊国献三両氏によって『プライマリ・ケアとは何か』という題で日本語に翻訳された。このジョン・フライの著書の副題は、Principles and Priorities in Health Care である。この副題からは、プライマリ・ケアが医療の原理・原則を述べようとしたものであることがわかる。ジョン・フライは医学総論を書こうとしたのである。

　診療所でかかりつけ医として必要な医学知識は、各論の寄せ集めではない。医療を貫く原則についての知識である。たとえば、患者を見た場合、重症化しそうかどうかを判断すること、専門医の診療が必要かどうかを見分けること、これは各論の知識ではない。

　患者の命の危険度を見分けることは、素人にもできる。しかし、医師ならば、より正確な判断ができる。そして、この判断が医療の出発点である。どちらの方向に進むのか、その判断でその後の医療が決まる。どの専門医を選ぶかも、この判断のうちに含まれる。ジョン・フライは、「プライマリ・ケア医は専門医をあやつり人形として動かす人形使いの立場にある。あやつり人形は人形使いがひもを動かした時にだけ、動く存在だからである」と述べている。

3 重症かどうかの判断

　患者が重症かどうか、あるいは重症化する危険性があるかどうか、これらはどのようにして判断されるのだろうか。

　まずは意識の状態である。次いで顔が青白いかどうかによって循環の状態が判断される。息苦しいかどうか、呼吸も重要である。痛みも重要な判断材料になる。立って歩けるかどうか、脱力も指標になる。外傷の程度はみれば分かる。

　この判断は医師以外にもできるが、医師でも難しいことがある。この場合専門医の方が有利なこともある。たとえば、一晩で失明するような急性緑内障発作がある。頭痛を訴えてくる患者では、考慮に入れなければならない。この場合最初に患者を診るのが眼科医であれば、診断は的確に行われるだろう。専門医の経験と知識は大いに役立つ。小児の急性化膿性髄膜炎の場合、小児科専門医のほうが早く気付く可能性が大きい。

　しかし、このような場合があるからといって、プライマリ・ケアを専門医にまかせることはできない。また、プライマリ・ケア医に専門医の知識をむやみに詰め込むことも、合理的ではない。この場合必要なのは、重症化の危険性を判断するという目的で、専門医の知識を選択し整理することである。これがプライマリ・ケア医学である。

　また、このように重症化する危険性があるにも関わらず、その判断が難しい疾病が存在する。たとえば、解離性大動脈瘤である。また、この血管壁の解離と破裂は、大動脈から分岐した動脈でも起こり得る。これを早期に診断することは至難の業である。

13

見逃されてきた医学

難しい問題があることは、それを追究する学問が必要であることを意味する。プライマリ・ケア医学、非専門医の医学が必要とされる所以である。これがこれらの医学の専門性の根拠になる。

4　内科の用語に潜む仮説

言葉が客観を造る。これはソシュールの言語学によって明らかになった。

内科という言葉は、率直に読み取れば医学を内外に分ける、すなわち、医学は内科と外科で構築されるという前提を含んでいる。前提すなわち仮説である。仮説演繹法といってよい。この仮説では、その仮説から演繹される帰結が相互に、さらには前提と整合的であるかぎり真であるとされる。内科という言葉には、医学を内科と外科に分けるという考え方が、その礎石として潜んでいる。

この医学を内外に分けるという前提あるいは仮説には、矛盾があることは明らかである。プライマリ・ケアというような内科と外科では説明できない医学の領域がある。この仮説は誤っている。別の仮説を立てねばならない。

それでは、医学をどのように分割すべきなのだろうか。私は医学を三者に分ける仮説を提案したい。まず、医学全体を三角形とする。これをまず、水平線で上下に分ける。そして、下部の方をさらに中央で縦に分割する。この縦に分割するのは、医学を内科と外科に分ける従来の仮説に相当する。違いは医学をさらに広げて考え、両者の上にそれらを統合する医学を新設することである。

この新しい仮説は、私が独自に考えだしたものである。医学の歴史をみると、三者は従来の医学にも存在していた。私が追加する医学は、継続して存在していた。ただ、見逃されていた、見失われていたのである。

見失われていた理由は、三分割された医学のふたつが、同じ内科という言葉で表されているために、誤った客観が造られたからである。内科は、三角形の頂点を含む部分を医学の同義語として、また下部の片方を外科の対立語として、すなわち、ひとつの専門科として分割する必要がある。これを新しい仮説として、医学の現状を分析するのである。そしてこの仮説から演繹される帰結が相互に、あるいは立てた仮説と矛盾しない限り真として判定すればよい。

この仮説で用いるふたつの内科は、それぞれに別の言葉であらわさなければならない。ここでは医学としての内科と、専門科としての内科を、それぞれ内科（医学）、内科（専門科）と表記することにする。

5　内科の用語の歴史

内科の用語にはふたつの概念があり、それらは歴史的にみると大きく変遷してきた。現在は特に特異な時代で、内科（医学）がほとんど見失われてしまっている。しかし、この内科は医学の片隅で生き残っている。

すなわち、私たち内科の開業医は、開業にあたって専門科を標榜する。現在ではそれぞれの経歴を踏まえて、循環器内科、呼吸器内

科、消化器内科などと標榜する。しかし、ほとんどの人が、内科も加えて看板をだす。この内科は、内科（医学）という意味であるが、標榜する内科医にはそのような認識はない。開業医の伝統に従っているだけであるが、その伝統を捨てるまでには頭がまわらない。何となく必要であるように思われるので捨てきれない。確かにそれは必要不可欠の医学である。開業にあたって医師の本能が働く。かかりつけ医という言葉は、この内科の標榜と同義であって、従来の内科や外科とは無縁の言葉である。外科医が開業にあたって、内科を標榜することも多い。

　内科という言葉の歴史は新しい。その言葉が生まれたのは、西洋医学が導入された杉田玄白のころである。和蘭医事問答で、建部清庵が、西洋には外科があるが、内科もあるのではないか、と玄白に問うている。これが内科の用語のはじまりである。小川鼎三先生は、大宝律令の医疾令に内科の修業年齢は7年と記載されている、と述べられているが、この時代には内科という用語はなかった。小川先生が、現在ならば内科に相当すると思われる医学を、内科に置き換えられたのである。

　また、杉田玄白のころ、西洋医学はmedicineとsurgeryで構成されていた。既にsurgeryが外科と訳されていたので、内科はmedicineの訳語ということになる。

　その後1世紀ほど後に、西洋でも医学の全体構造に対する考え方に変革があった。私の医学の三角形の上の部分の内科と下の半分の内科を合わせたものがmedicineである。このmedicineが外科医によってふたつに分割された。下半分の内科が、internal medicineとして独立して認識されるようになった。

それまでsurgeryの医師たちは、medicineの医師からは格下と見なされていた。このmedicineを分割することによって、internal medicineはsurgeryと同格になった。外科医の地位が向上し内科医と対等になった。internal medicineは外科医からみた内科である。それは医療全体を見る内科（医学）ではなく、内科（専門科）であった。このinternal medicineの用語の誕生によって、西洋でも内科（医学）は見逃される危機に直面することになった。現在の米国では内科（医学）は見失われている。

6　日本での内科（医学）の用語の消滅

　日本でも内科（医学）の用語が、医学から消えた。その象徴が大学の医学部での内科学教室の消滅である。内科学教室は解体され、循環器内科教室、消化器内科教室など、臓器別の専門診療科に分割された。これで、内科（医学）は完全に見失われることになった。内科医がいるから、内科（医学）も存在するという錯覚のもとに、それは医学教育の現場から抹消された。

　内科（医学）に対応する医師が、かかりつけ医、プライマリ・ケア医、である。これらの医師が何となく必要であることは分かる。そのような医師を養成しようということになった。それは内科（専門科）の知識を総合することによって実現できると考えられている。明らかに矛盾である。

7　本道と外科

　内科という言葉は、杉田玄白の時代に作られた。それでは外科の用語の起源はいつなのだろうか。建部清庵の言葉によれば、外科という用語は、内科よりも以前から存在していたことがわかる。内科と外科は同時に創られた用語ではない。医学を内外のふたつに分割するという前提、あるいは仮説は、内科の用語の成立時に創られたもので、外科の用語が成立した室町時代には存在しなかった。

　当時外科に対立する言葉は本道と呼ばれていた。医学を本道と外科に分割するという考え方が、その前提あるいは仮説である。外科は医学の主要部分ではない。主流ではなく傍流とみなされていた。後の内科外科というような対等の関係ではなかった。当時の西洋医学のmedicineとsurgeryの関係と同じである。これは偶然なのだろうか。

　言葉の根底には、医療思想がある。その医療思想を無視しては、その医学用語を理解したことにはならない。室町時代に刀傷を手当てする外科の技術は、医療の一部分を担当するにすぎないと認識されていたのであろう。日本の本道は内科（医学）である。西洋では、medicineは本流であり、理髪師が起源のsurgeryは、medicineから見れば傍流である。

　本流には、傍流にはないものがある。本流には内科（医学）があるが、傍流には内科（専門科）しかない。本流には医学総論があるが、傍流に存在するのは医学各論のみである。

8 医療における格言

　医療における格言は、医療の原理原則を述べている。ジョン・フライの「プライマリ・ケアとは何か」を読むと、その論拠は格言に行きつく。彼はアンブロワーズ・パレの「時に癒し、しばしば和らげ、常に慰める」という格言と、ロバート・ハッチソン卿の次のような格言を記載している。

　　余分な治療を加えないでおけるように
　　昔からのものを軽んじて、新しいものに熱中しないように
　　知識ではなく分別を持ち、
　　単なる勤めとしてではなく熟練さをもって、
　　巧みであるよりも普通のことができるように、
　　患者を症例として扱うことのないように
　　そして、元の病気よりも苦しくなるような治療をしないように
　　神よ、私たちをお守り下さい

　　　　　　　　　　　　　（信州大学名誉教授　丹羽一彌氏訳）

　伝統的に受け継がれてきた格言は、医療における原理原則を表わしている。医学総論の構成要素としては、大きな部分を占める。プライマリ・ケアやかかりつけ医の診療では、患者の状態を評価する場合の大きな拠所となる。

　アンブロワーズ・パレには、上記の他に「我包帯し、神これを癒す」というもうひとつの有名な格言がある。この格言は、医療には

見逃されてきた医学

自然治癒があるという重大な原則を示すものであり、小川鼎三先生はこれを千古の名言であると述べられている。

また、医学には直接ふれた格言ではないが、人間の一般的な知識の在り方について大変参考になるものを、ウイリアム・オスラーが紹介している。オスラーは医学の関係者にはこの格言を伝えたいと思い、繰り返し紹介してきたと述べている。

　　　知識と叡知は一体どころか
　　　たいていは無関係、知識が宿るのは
　　　他人の考えが詰まった頭
　　　叡知が宿るのは、自分自身で考える心
　　　知識は、こんなに沢山学んだ、といって自慢し
　　　叡知は、これしか知らないといって謙遜する
　　　　　　　　　　　　　　　　　　　　（クーパー）

日本の医学は、米国の医学に追従するだけではなく、自分自身でかかりつけ医について叡知でもって、考えなければならない。

9　医療における哲学

哲学は学問の基礎であり、多くの確かな原理原則を含んでいる。哲学書をみると、医療に取り入れることのできる原理的な考え方に出会う。たとえば、キルケゴールやソクラテスである。これらは人間の精神の解剖学である。人間の構造を明らかにしている。

第1部　かかりつけ医の独り言

キルケゴールは、著書"死にいたる病"の冒頭で、「人間とは何であるか？　人間とは精神である。それでは精神とは何であるか？　精神とは自己である。しかし、自己とは何であるか？　自己とはひとつの関係、その関係それ自身に関係する関係である」と述べている。

自分を認識するには、もう一人の自分が必要である。人間は元来の動物の自己とは別の、精神から成るもう一人の自分を造った。人間は、二重構造になっている。これは精神の解剖学である。人間を理解するための原理原則である。

多くの老人に聞くと、皆自分が年をとったとは思えないと言う。精神の自分は年をとらない。不老であり、突き詰めれば不死である。肉体の自分は死ぬが、もう一人の精神の自分は不老不死である。死んでも魂は残る。それが人間の死である。死んですべてが消え去るわけではない。医療には、この死なない人間に対する世話も必要である。原理原則を考えれば、新しい時代の医療の役割が浮かびあがってくる。

10　診察室は祈りの場

宗教も人間を理解するための原理原則を含んでいる。また、人生観、死生観などには宗教的な視点が欠かせない。そして、患者を世話する場合には、患者の人生観や死生観をよく知っている必要がある。そして、それを知るには、宗教的な話題を振り向けて、患者と対話しなければならない、あなたは、どのように死にたいですか、と訊いてみる。

21

この質問に対して、多くの人は同じ答えを言う。苦しまずに死にたい、周りに迷惑をかけないように死にたい、このふたつである。

また、死生観は死だけではなく、生に対する考え方も含む。診療所での患者さんは、高血圧症の治療をしていても、病人ではない。ほとんどの人は病人ではなく、健康だと思っている。インフルエンザやコロナの予防接種の問診表で、病気にかかって治療していますかという質問に対して、いいえの欄に印をつける人は多い。あなたは血圧の薬を飲んでいるから病人です、はいの欄にチェックを入れ替えるね、というとなるほどという顔をされる。このような患者は、医師から見れば病人だが、この見方は正しいのだろうか、病人ではないのではないか。医師の生命観、疾病観を疑ってみなければならない。

このような高血圧症の患者の診察では、まず変わりはありませんかと聞いてみる。この時必ず、頭痛や腰痛、ひざの痛み、倦怠感などのなんらかの不調を訴える人がいる。しかし、多くの人は変わりありません、食欲もあり元気です、と答えられる。私は有難いですね、あなたが健康であることは、やぶ医の私の力ではない、私は何もしていない。健康は神様からの贈り物ですから、感謝しなければなりませんね、お祈りをしましょうと答える。この場合、私は神様などは信じませんという人はまずいない。同意されることが多い。お互いの健康を確認しあうと同時に、診察室は祈りの場となる。

私は84歳になるが、がんにもならず生きてきた。あなたも後期高齢者です。ここまで生きてこられてよかったですね、私はあなたの長生きは医師の力によるものではないと思いますが、どのように思われますかと問うと、いや先生のおかげですと言ってくれる人もいる。これは外交辞令である。

医師は無力である、医学の力には限界がある、そしてこのような認識をもっている医師がいる、患者の本音を理解してくれる医師がいる。患者はこの事実に対して、同意をしてくれているのではないか、これがこの場合の外交辞令の本質ではないかと思う。

11 高血圧症の治療

かかりつけ医は病気を治す医師ではない。しかし、全く治療しないわけではない。たとえば、高血圧症の治療は行っている。

しかし、このような治療は、簡単なものに限られる。かかりつけ医は専門医と同等の治療はできない。その治療はかかりつけ医が十分に理解でき、専門医と遜色のない治療であることが前提である。

それでは、高血圧症の治療は簡単なのだろうか。たとえば、高いほうの値、収縮期血圧170－180の高血圧で合併症がなければ、それを130－140にコントロールすることは難しいことではない。1種類あるいは2－3種類の降圧剤の内服で、その目標は達成できるだろう。専門医と同じ治療ができる。むしろ、このような治療を専門医が行う方が問題である。医療資源の無駄遣いと言わなければならない。

しかし、高血圧症の治療はすべて簡単なのだろうか。たとえば、最近は血圧の目標値は、140から130に変更したほうがよいという指針が、専門医から提唱されるようになった。しかし、この治療は難しい。専門医からみれば、目標値を変えるだけだから簡単に思えるのだろう、しかし、かかりつけ医にはできない。すごい難問である。なぜか。

それは、血圧が140の患者と130の患者を見分けることができない

ことである。この見分けは難問である。かかりつけ医が難問にぶつかった場合は、その患者を専門医に紹介しなければならない。専門医にその見分けをしてもらおうと患者を送ったとしよう。しかし、その回答をもらっても、信頼できるものかどうかはなはだ疑わしい。この見わけは専門医にとっても難しいのではないか。

　詳しいことはわからないが、血圧の目標を140から130に変更した根拠は、多くのデータを統計的に処理した結果に基づくもので、140の患者と130の患者を直接比較して導かれたものではないのではないか。それを簡単に個々の患者に適用しようとすることには論理の飛躍がある。無理がある。

　かりつけ医は、難しいことはできない。それは欠点でもあるが、長所でもある。かかりつけ医には難しいことがある、かかりつけ医は、その知識が専門医よりは劣るというのは医療の原理である。医療の専門化という方法に伴う必然的な原理である。私たちが行おうとしている行為は、原理原則の視点から吟味しなければならない。そして原理原則の専門医であるかかりつけ医は、専門医の医療を監視しなければならない。難しいことが出来ないことは、欠点ではない。むしろ長所である。かかりつけ医にとって難しいという事実は、問題点を明らかにすることに役立つ。

12　医療技術への過信

　現在の医学は、医療技術に対する過信がある。そのため、非専門医が認識できない。非専門医が認識できないため、合理的な医学を

構築できない状態になっている。

少数だが、過度の技術への過信を指摘している人々がいる。その例を挙げてみたい。

英国の医学部長の新入生への挨拶

人間の致死率は100％であり、普遍である。医学の知識には限界があり、医学生が学ぶことのうち最も重要なのは、自分や同僚の医学知識・技術の限界を知り、医療を行うもの者の態度・話し方を学ぶことである。

ロバート・ハッチソン卿の格言の一行目

From inability to leave well alone

（何もしないで見守る能力を失うことのないように、神よ、私たちをお守り下さい）

アンブロワーズ・パレの格言とジョン・フライのコメント

' To cure some times,

To relieve often,

To comfort always'

（ I would add － To prevent hopefully!）

"癒す"試みに"時々"という強調は重要なことである。人間の多くの疾病、不調、問題は"癒すことのできないもの"である。それらは、自然によくなり、良性であり、短命であったりするし、するかもしれず、なぐさめと力づけによって最もよく処理される。加齢

と退行性の慢性疾患は避けがたいものであり、個人的な援助やケア、薬剤や他の手段による緩和により大きな恩恵を得る一方、治療時の英雄的な試みは恩恵より問題を起こすであろう。癌や心臓病のような生命を危うくする疾患について、疾病そのものよりむしろ治療が悲惨で不快になることを避けねばならない。（ジョン・フライ）

アンブロワーズ・パレのもうひとつの格言

　我包帯し、神これをいやす。

　この格言もまた、医療技術には限界があることを示している。また、それ以上に重要な意味がある。人間の知識・技術を、神を基準にして判断すれば、それらが如何に微力なものかが分かる。地球に生物、特に人間が存在することは、本当に不思議なことである。私たちは何か大きな力で生かされている、この大きな力が神である。生命の存在の不思議さを知れば知るほど、医学の限界がみえてくる。

Therapeutic Nihilism 学派

　ウイリアム・オスラーは、医学に科学的な手法をとりいれ、近代的な医学の始祖と見なされる巨人である。オスラーは、それまでの治療法を科学的に吟味し、ジギタリス・モルヒネなどのわずかな薬物のみを有効とし、他のほとんどの治療法を無効とした。このため、オスラーの学派は、therapeutic nihilism 学派と呼ばれるようになった。

　これは、科学の基準からみても、医学には限界があることを示している。現在でも漢方薬など科学的にみると、根拠が少ない治療が行われている。これも医療技術への過信である。Therapeutic nihilism は過信から生まれた言葉ということができる。

第1部　かかりつけ医の独り言

13　四個の同義語

　ジョン・フライは，"general practice and primary health care 1940s-1980s" という著書を出版している。この著書の冒頭で、彼は、general practice、primary health care、family medicine、first contact professional care、この医療は、どのような名前で呼ぼうが、医療の原型であると述べている。彼をこの四者を同義語とみなしている。

　プライマリ・ケアは20世紀初頭に造られた言葉であるが、general practice（一般診療）はそれ以前から存在していた。General practice は、日本でいえば、一般内科開業医の医療に相当する。従って、プライマリ・ケアは、日本に当てはめれば、一般内科開業医の新しい姿ということができる。4者は、多少の重点の置き方が異なるものの、基本的には同じ根から出た兄弟である。

　ジョン・フライは、1947年ロンドン郊外のKent州Beckenhamで個人の診療所を開設し、40年以上、開業医として診療にあたってきた。そしてGPの新しい役割について考察を続けて、多数の著書や論文を発表してきた。GPの学会の会長を務め、学会誌の編集、大学での教育に携わり、WHOのコンサルタントにも推挙された。

　彼は、一般内科開業医の新しいあり方について、懸命に考察を続けてきた。私は1975年に名古屋で内科の医院を開業したが、多数の専門医に囲まれた中で、どのような開業医像を目指したらよいか、皆目見当がつかなかった。一般内科開業医の知識は、専門医の知識に較べれば、どうしても二流の知識になる。このような医療を患者

27

に提供してもよいのだろうか、患者はそれを望まないのではないか。これでは、前途が閉ざされて行き倒れ、野ざらしになるしかない。このような絶望的な状態で、ジョン・フライの著書に出会った。一挙に眼前の霧が晴れ視界が開けた。まさに起死回生である。

しかし、彼の著書は難しい。魅力的な文言が散らばっているが、その要点は容易には掴めない。しかし、ルイス・トマスなど多くの文献の中に、ジョン・フライを理解するために役立つ文言を見つけたりしているうちに、ようやくジョン・フライの姿が見えるようになってきた。ジョン・フライに出会ってから40年ほどが経過している。

プライマリ・ケアはGPの医療であり、私が子供のころ病気になるとみてもらっていた先生、すなわち一般内科医がそのルーツである。

一般内科医をその基礎において考えないと、プライマリ・ケアは全く宙に浮いてしまって、捉えどころがなくなる。空高く浮かびあがり流されて、見失われてしまう。プライマリ・ケアはその礎石を失う。倒壊はまぬがれない。

14　米国家庭医療学の誤謬

米国の家庭医療学（family medicine）は、ジョン・フライが指摘しているように、プライマリ・ケアに相当する言葉であろう。しかし、その内容は誤りに満ちている。その内容をみてみよう。

ロバートB.テイラー編 "家庭医療学" 第3版には、つぎのような記載がある。

いったいどのようにして、学問分野あるいは専門というものが定義されるものだろうか？　従来、どの身体部分を扱うか（眼科学）、どの年齢区分に入るか（小児科学）、またどのように新しい技術に依拠するか（放射線医学）によって専門が決められてきた。家庭医療学の場合は"家族との関連の中でヘルス・ケアを行う"という点をその特徴としているといえるかもしれない、しかし、ケアを行ったり共感的な態度をとるということが、われわれ家庭医の専売特許ではないのと同様に、他の専門科の医師たちが患者のケアを行うさいに、家族へのアプローチを行っても差し支えないのである。専門科としての家庭医療学は、これを実践している医師たちのもついくつかの信念（belief）が統合されたものであり、従来の専門の定義とは異なっていると考えられる。この信念の体系（belief system）のうちの共通のものをあげてみると（したがって、これに限るとはいえないが）次のようになる。臨床上の幅広いアプローチ、そして、明確化された医師の役割と価値観、これらの諸概念が家庭医療学の特有分野、ならびに専門科としての基盤をなしているのである。

　この記述は、論理的ではない。信念を統合しても、その専門性を証明したことにはならない。ジョン・フライによる英国の家庭医療学は、その基盤にgeneral practiceが存在しているが、米国の家庭医療学はgeneral practiceとの関連が不明である。それが、見逃されている。認識されていない。

　このような信念の統合に基づく米国家庭医療学会（American Academy of Family Medicine：AAFP）の家庭医療学の定義は次のようになっている。

家庭医療とは、個人とその家族に対して継続的かつ包括的なヘルス・ケアを提供する医療の専門科である。また家庭医療は、あらゆる年代の人々、両性、すべての臓器ならびに疾患を取り扱う。家庭医療は、伝統的な実地医療を踏まえて、医療を現代的に提示したものにほかならず、これが家族との関連で行われているという点が独自的である。

この定義は伝統的な実地診療を踏まえて、医療を現代的に提示したものとしている。ここまでは、英国の primary care や family medicine と同じである。しかし、彼らの伝統的な実地医療は、信念の統合で作り上げられた妄想である。General practice が見逃されている。GP を基礎にすれば、その専門性は容易に証明できるが、GP を見逃しては、専門性を示すことはできない。米国家庭医療学は、学問としての資格を欠いている。

15　健康であることの不思議さ

鴨長明は、次のように述べている。

知らず、生まれ死ぬる人、何方より来たりて、何方へか去る。また、知らず、仮の宿り、誰が為にか心を悩まし、何によりてか目を喜ばしむる。その主と栖と、無常を争うさま、いわば朝顔の露に異ならず。或いは露落ちて花残れり。残るといへども朝日に枯れぬ。

或いは花しぼみて、露なほ消えず。消えずといへども夕べを待つことなし。

　ここでは、人間の生命のもろさ、はかなさが指摘されている。このような状況の中で、私たちが健康に暮らしているのは、誠に不思議なことである。なぜ、私たちは健康で生きて行けるのか、何か大きな力で生かされているのではないかと思わざるをえない。

　多くの患者さんをみていると、医師の存在とは無関係に、そのひとの健康状態が決まってゆくと感じざるをえない。60－70歳でがんを発症する人がいる。私のようにがんにならない者もいる。特別に健康に気を使っているわけではない。ただ、がんにならないのは、運命だとしか言いようがない。がん検診は有効には違いないが、すべてのがん検診を毎年受けているわけでもない。

　たとえ毎年受けていても、がんが見つかった時にはすでに手遅れで、完治せず亡くなった患者さんもいた。運命である。これは他力本願である。

　私は患者さんに聞いてみる。貴方がなぜこの世に存在し、健康で生きているのか、誠に不思議なことだとは思いませんかと。大きな力で生かされているのではないかと。この大きな力を考えると、医師が如何に無力であるかがわかる。私はやぶ医で全く病気を治せない。祈ることしかできない。南無阿弥陀仏としか言えない。

　私の診療はこのような会話に終始する。血圧のくすりは適当にのんで、次回また元気で会えることを願っていますといって帰ってもらう。

　これは、私が息子と一緒に診療しているからできることかもしれ

31

ない。治療を要するような患者さんは、院長である息子に回す。もっとも、彼は私が処方すると怒りだす。私の診療能力は、息子からは全く信用されていない。当然である。新らしい医学を勉強していない。しかし、おかげでかかりつけ医の診療に専念できる。原理原則の視点から専門医の医療を批判的にみることができる。医療には宗教が必要であるなどと勝手なことを言っておればよい、しかし、このような会話は、患者さんから共感をうることが多い。患者さんと仲良くなれる。友達のような会話ができる。頼りにしているから私より先に死なないようにしてください、長生きしてくださいと、患者さんから励まされる、有難いことである。

16 Standing by

　私は、セシルの内科学の教科書で、すばらしい論文に出会った。ルイス・トマスの『古典的職業としての医学』である。全文を紹介したいが、誌面が限られているので、その中の興味のある部分を引用してみたい。むかしのgeneral practitionerがどのような医師であったかがよくわかる。

　まず、彼の父親が1905年に開業したが、当時の医学についての記述を引用する。

＊　　＊　　＊　　＊　　＊　　＊　　＊　　＊

　私の父は1905年に開業医としてのスタートを切った。彼は多忙な

一般診療医として活躍し、晩年自ら訓練し、自己認定の外科医となった。これは当時の習慣であった。彼は一般診療に携わっていた間ずっと、科学の知識はごくわずかしかもたず、しかもそれはもっぱら診断に用い、治療のための科学はほぼ皆無に等しかった。彼が疾患を扱うに当たって行ったのは患者を「世話（look after）する」ことであった。父に限らず誰もがこれ以外になす術を知らなかったのである。科学知識など無縁に近い存在であった。実際私の育った町では、何らかの疾患の治療術にたけていることから、その地域で名を上げた医師がいるということが知れるや、決まって地域の組織が医の倫理問題を提起した。病気を治療できると公言すれば、まったくとはいわないまでもほとんどそれだけでいかさま治療の嫌疑を受ける根拠となり、これはたいてい有罪にされた。当時はやぶ医療がはびこっていたのである。

　疾患に対して医師の治療はなされなかったとまではいわないにせよ、治療はむしろ患者に安心感を与えるための偽装のようなものであって、場合によっては、呪いや魔除けのようなものであった。数多くの薬の処方箋が複雑さをきわめたラテン語で書かれ、あらゆる種類の訴えに対して発行された。その薬は緑色で苦いだけで明らかな生物学的作用は何ら有していなかったにもかかわらず、である。父にせよ誰にせよこの時代の医師は薬などまったく信じていなかった。治療について言及できることといえば、せいぜい害がないということぐらいであったが、彼の父やその祖父の時代の医学と比較すれば、そういえるだけでもずいぶんましであった。思い起こしてみても、父が開業している間に、医療過誤に対する告訴があったという話はまったく耳に

見逃されてきた医学

した覚えがない。かかる問題が持ち上がろうはずがなかった。当時の治療法では誰も害をこうむるはずがなく、まして治療しないがために悪くなることなどありえなかったからである。

　私はハーバードの医学部で、父がコロンビア大学で教えを受けたのと同じく疾患の治療は、将来の自分の責任のうちで最も重要性の少ないものであると教えられた。医師の務めは疾患の性質を正確に認識し、もって患者およびその家族に、今患者に何が起こっていて、いかなる経過をとる可能性が高いかを説明することにあった。
　この疾患の説明という仕事が当時医術と称されたものの最も重要な部分を占めていたのである。これは現在でもなお変わってはいない。実際この役目が医学の義務の中心をなし、何千年にわたってこの職業を正当なものにしてきたのであって、遠くはシャーマニズムにおける医療職の起源にまでさかのぼるのである。

　単に説明するだけのことが、なぜこれほど重要であったのかは、抗生物質の発見と感染症の、ほぼ完全な克服以前の時代に、病気になるとはいかなることであったかを理解すれば容易に頷ける。当時においては、生存は運任せの要素がつよかったのである。チフスは私の父が駆け出しのころには依然として、ありふれた疾患であって、これを発症すれば、2か月間の持続する高熱、強い全身倦怠感と衰弱、そしていつ出血し、腸管穿孔を起こすかもしれない、という状態になることは必至であった。約4人に1人は死亡した。

　自分や家族にこういった心配は無用と告げられることは大きな安

34

第1部　かかりつけ医の独り言

心感となったのであり、こうすることがよき医師の務めであった。しかし、医療の果たすべき任務は、単なる物事の説明のほかにも多数あったのは、もちろんのことである。

　私がインターン医師として駆け出しで感染症の治療に新しく科学が取り入れられつつあるのに心を奪われていたころ、私は父がスルホンアミドもペニシリンもなく何の治療の手立てもない時代にあれほどに医療に多忙をきわめて何をすることがあったのだろうと不思議に思ったものである。子供のころを通じて家の電話が昼夜を問わずひっきりなしに鳴り、ほとんど毎晩のように、父がベッドから飛び起きて、実際の価値のあるものは何一つ入っていない黒い医師カバンを持って、車で往診にでかける物音に目を覚ましたのを覚えている。父の生活は何ら例外ではなかった。私の成長時にはすべての町医者の生活はこういったものであった。にもかかわらず父のなしえた術は、ごくわずかなものでしかなかったのである。ちなみに父は、彼の同僚もそうであったが、このことを十分に心得ていた。彼はときには、ほとんどの場合自分の無力さを感ずるともらすことがあった。彼は、医学にささげた人生のうちで、自分の行為が患者の病の結果に有意の差をもたらしたと、心から確信したことは一度もなかった。

　ここには曖昧さが潜んでおり、これは医師患者を問わず、あまりにも多くの人々に忘れられたままになっている医学の一面なのである。ひとたび病気の性質がいかなるものか確認され、この情報が患者に伝えられるや、事態は少し変わる。まず第一に医師は良きにつ

35

見逃されてきた医学

け悪しきにつけ結果について責任を負った。次に何にも増して重要なことであるが、かれは患者を励ました（stand by）のである。現実の問題として、医師にできるのは、患者の心の支えになることくらいであった。

（First of all, the doctor took on the responsibility for the outcome, for better or worse. And, perhaps most important of all, he stood by. Standing by was, getting down to brass tacks, what doctor did.）

　彼は自分の黒カバンに大したものも持たず、進ずべき魔法の一服もなく、コンピューターの入出力データなどどうみてもなかったであろう。しかし、彼には自分の存在があった。それだけで違ったのである。Osler卿は常々、この医師としての存在（presence）がこの世のあらゆる違いを生み出すことができるのだ、医師が自分の患者に何が起こっているか理解し、この理解を介して同時に己を患者の希望と力の源として供するならば、この専門技能による行為が流れを変えてくれるのだ、と説いたのである。私はこのことを理解できぬにせよ信じている。

＊　　＊　　＊　　＊　　＊　　＊　　＊　　＊

　上記の引用した訳文のなかで、正確な訳とはいえない部分があるので、私の訳文を記しておきたい。

Standing by was, getting down to brass tacks, what doctor did. の著者の訳

"Standing byこそ、医師の成した行為のうち、最も強固に医療の

本質に繋がるものであった”

　ルイス・トマスは、医学の技術的な急速な進歩にふれたあとで、最後に次のようにのべている。

　　　＊　　＊　　＊　　＊　　＊　　＊　　＊　　＊

　しかし、医師の根本的責任には今後も何ら真の意味での変化はあるまいと思う。向こう数十年の間に科学技術の発展にともなっていかなる所産を手に入れようとも、医師たちは患者に仕えるという深く個人に根ざした共通の義務観によって結ばれていてほしい。私はわが職業がこの義務観を決して忘れぬことを願う。なぜならこれはわれわれが歴史を通じて保ち続けてきたもののすべてであり、われわれの先達との唯一の絆だからである。

　多くの医学書のなかでは強調されていない医師としての責任の一面をよく表した実際の経験からの話がある。数年前抗生物質についての講演を頼まれて、年一回開かれる郡医師会のミシシッピーの僻地での会合に招かれて行ったことがあった。聴衆はほぼ全員が一般開業医、文字通り田舎の医者であった。医師会の会長は40代の男性で、彼にとってはこの会合は1年のうちの主な催しであり、また彼の職業人生のなかでも主たる行事の一つであった。彼は正式に会長に就任することになっており、その記念講演の準備も整えていた。ところが会合が始まるや彼はメモを渡され、電話を受けに席を外した。それきり彼の姿はみえず、3時間後にようやく疲労しきったようすで戻ってきた。私には彼が医師としての輝かしい名誉となるはずだったものを逃して大いに気を落としているのがわかり、私は彼にどう

見逃されてきた医学

したのかと尋ねた。彼の診ていた高齢の患者が今しがた亡くなったとの家族からの知らせだということであった。彼は、臨終の場に居合せて家族を助け、役に立つことをしなければならないと思う、ともかくその場に居合わせなければならないのだといった。

　これは30年も昔の話であるが、私はあの医師を、あの晩彼の示してくれた良き医師の模範を、決してわすれえない。もちろんこれは開心術や髄膜炎の治療と同列に並ぶものではないが、もし私が今日の医学生のために詳細に観察すべき手本を探すとすれば、あのミシシッピーの僻地の医師を選ぶことと思う。彼を見つけることができればの話であるが。

　　　＊　　＊　　＊　　＊　　＊　　＊　　＊　　＊

17　General practice

　Standing byで記述された古典的な医師像を知ることは、極めて重要である。それは患者の傍に寄り添うことしかできない無力な医師を写し出している。科学的に武装し、病気を治すことによって問題を解決することに専念している現代の専門医からみれば、誠に情けない医師に見えるだろう。しかし、冷静に考えてもらいたい、私たちの生命の存在の不思議さを。それは、奇跡に奇跡を重ねて誕生したものとしか考えられない。

　私たちは生命の誕生を明らかにしようとしている。宇宙に探査機

38

を送り、生命の痕跡を見つけようとしている。しかし、人間が存在している期間に、科学的に生命現象をすべて明らかにすることは、恐らく不可能だろう。

月と太陽の地球からの距離は、400倍もの違いがあるが、同じ大きさにみえる。日食の場合、皆既日食になったり、金環日食になったりする。こんな簡単なモデルでも、その現象の起こる確率を考えれば、その不思議さに感嘆せざるをえない。生命の誕生には、そのような奇跡が何十も何百も重なっているのではないか。

General practitionerは、そのような生命の前にあって、右往左往している古典的な医師の末裔である。しかし、そのような医師を捨て去ることは不可能である。生命の不思議さを考えれば、現代でもそのような医師が必要である。それを科学で武装した専門医で置き換えることはできない。生命現象の不思議さに較べれば、現代の医学がすばらしく発展したといっても、その程度は爪の先にもならない。

ルイス・トマスは、チフスのところで、運命に翻弄される患者を描写している。多くの患者を半世紀ほどみていると、それは現代でも普遍的な現象である。現代においても、ルイス・トマスの描写した古典的な職業としての医学が必要である。繰り返し読んでそれを理解しなければならない。

18　ジョン・フライ語録

ジョン・フライの著書 "A new approach to medicine" は1978年に初版が発行された。それは現在でも版が重ねられ、ソフトカバー

の安価な版も含めて容易に手に入れることができる。それだけ、よく読まれているのだろう。

この著書は、日野原重明、紀伊国献三の両氏によって翻訳され、1981年に『プライマリ・ケアとは何か』と改題され出版された。しかし、その後絶版となり、日本でこれを手に入れることは不可能である。ただし、以前日本医師会図書館で調べてもらった時には、全国の医学部の図書館数十か所で所蔵されていることがわかった。しかし、日本ではこの著書の重要性は知られていない。

したがって、この著書の中から、重要と思われる記述を選び紹介しておきたい。面白いと思われれば、近くの医学部図書館に所蔵されているかを問い合わせ、実物を見ていただければ幸いである。

次に、私が注目するジョン・フライの文言の数々を、ジョン・フライ語録として、抜粋して引用する。

また、この著書のキーワードは、その副題 "Principles and Priorities in Health Care" にある。すなわち、医療における原則と優先とは具体的にどのようなことなのか、これを読み解くことがプライマリ・ケアを理解する鍵となる。

＊　　＊　　＊　　＊　　＊　　＊　　＊　　＊

私の立場は近代医学を、自己批判的、分析的に、また過去にこだわらずに見つめようとするものです。読者にも同じことを勧めたいのです。すなわち立ち止まり、反省し、今何をしているかを検討し、果たしてうまくやれたのか、もっと他の方法でうまくやれないか問い直すことです。その時私たちは、保健医療の向上のため、より一

層の常識（コモンセンス）と感受性とをもって対処すべきことがわかるでしょう。

I have tried to look at modern medical care in self-critical analytical and iconoclastic ways. I have tried to encourage my readers to do likewise.

この著書は、医療を組織し提供する際の問題についての長年にわたる積極的な研究と思考の成果である。

患者は最終的な助言者、医師、哲学者そして友人として、長期にわたって責任を持ってくれる個人的な主治医を必要とするのである。

プライマリ主治医の役割は、専門医師をあやつり人形として動かす人形使いの立場にある。

われわれが医学とその役割をながめるのに用いたユートピア的な素朴さは過去のものになった。もはやわれわれは、医師の役割が、癒すことで、患者は癒されるひと、そして両者の関係は極めて神聖で何物にも介入されないという、快適ではあるが、非現実的でぜいたくな考えを持つ余裕がなくなっている。

われわれはすぐに、われわれの欲求（wants）はニードより常に大きく、われわれのニードは常に利用できる資源よりも大きいという、保健ケアの解答不可能な公式に出会う。他の言い方をすると、

41

医療の利用者も提供者も含め、われわれすべてに対する挑戦は、何が可能か、何が必要か、何をなすべきか、どのように、誰によってなされるべきかを決定することである。

保健ケアの問題は、もはや医療専門職の範囲をこえるものである。政治的にも社会的にも、すべての政府の主要部分で、大きく関与することは必然である。

現在と将来の世代の医師が、これらの新しい状況に適合するのは困難かもしれない。特に重要なことは、保健ケアにおいては医師の果たすべき役割の重要性が、現在将来共に減少すること、および、専門医療に対して課せられる検討と責任が増大することのふたつである。

より多くの資金があらゆる型の医学的研究につぎ込まれてきた。新しい技術、治療、薬剤が開発された。医療は以前に比べ金がかかり専門化して、一般医（GP）、一般専門医、超専門医、細分化専門医、に至る広範囲の医師によって提供されるようになる。医療のジャングル内では、不注意な患者が、必然的に誤った道をとり、危険な結果が招かれるようになる。

われわれをよく知り、医学の現状とその展望を、可能性だけではなく、危険と限界を知っている家庭医（family physicians）、なかんずく、地域医療制度の大きさと複雑さを熟知し、自己の患者を医療ジャングルから安全に道案内できる、かかりつけの医師を個々人が持つことは、以前にもまして必要である。

ありふれた、避けがたい、「正常な異常（normal abnormality）」

といういま一つのグループが実際に存在する。われわれは軽症の呼吸器感染症、急性胃腸炎、種々の疼痛、外傷、気分の変化、発疹、その他の状態と共存しているのである。

臨床の自由について制限がほとんどなく、治療および研究についての費用とその適当さについての検討が十分でないとき、「何かする」（ともかく何かやろう）方法をとりがちであり、「気違いじみたケア」が特徴となる。薬剤の投与過多、特に加齢に伴う慢性的退行的症状をもつ老人に対するもの、検査の過多、特に高価かつ危険な方法を伴うもの、切除の過多、外科的処置の過度の利用、死の前の過剰な努力を伴うケアなどは、現代の医学的な危険状態である医原的似非非科学の例である。

専門的プライマリ・ケアが医療の鍵である、と一般的にいえる。鍵であるばかりでなく、他のレベルにおけるケアの質と量をも左右する。それは個人と家庭におけるセルフケアと高価な現代技術に基づく専門医のケアの間に置かれているので、資源の利用に決定的な影響力を及ぼしている。

プライマリ・ケアは最近まで無視されてきた分野である。それは保健ケアが存在した限り存在してきたものである。病者がケアを受けるために、最初に接触する専門職が、どこかに必ず存在してきた。これがプライマリ・ケアである。

現代の人々はみな、すべての疾病や症状が治療してもらえるもの

と期待し、それは、熱心かつ楽観的な医療専門職によって促進されてきた。“お医者さま、どうかお願いだから何とかして下さい”という、人々の要求に抵抗するのは困難なことである。しかし、ここで大衆および専門職の両者を再教育して、どういう場合は治療が不必要かつ無効であり、どういう場合は、自然経過に任せ最終的に安全な結果をもたらす方法をとるべきかを決定することが必要である。強力だが潜在的に危険性を持つ薬剤やその他の内科的外科的処置が、多く存在する今日では、それらを、いつ使用してはいけないかを知ることは、いつ使用すべきかを知るのと同じように重要なことである。

　専門分化の利点は、専門職がより多くの経験を積み、全体の中でより狭い分野に限ってはますます精通するようになることである。一方、専門分化の欠点は、専門職が、広さについての感覚を欠き、しばしば疾病、症状の真の全体像の一部しかみていない事実を認める感覚が欠如する危険性である。……病院の専門医は、疾病の氷山の一角しか見ていない。その点、プライマリ医師はより広い範囲をみることができる。しかし、診断されない部分が残ったり、あるいは自然治癒してしまう部分があったりするのである。

　医学の教師や研究者たちの中には、地域社会での“ケア”といったものを、病院の専門分化した医学のハードで冷たい科学的医療の雰囲気の中では、進路を達成できなかった人々のとった、よりソフトな選択とみなす傾向が、明らかである。1965年、医学教育に関する、王立委員会で述べられた、故Moran卿の言を引用すると、プラ

イマリ・ケアに従事する人々は、医学のはしごから落ちた、落ちこぼれであり、暗に医学の第2級市民であると信じていたのである。

　専門医や、病院に紹介された患者と彼らの問題は、既に高度に選定されたものの集合である。それらは、必ずしも、疾病、障害、症状の真の様相を現しているとはいえない。クリニックや病院内では疾病を持つ人々は、不自然な状態にある。彼らは、捕えられ、隔離されて、棲息地の自然の状態で観られないという点で、動物園の動物に似ている。一方、プライマリ・ケアの場である地域社会においては、彼らはジャングル内の動物のように、自然の生活や環境の中で暮らしている。病院の壁の外での生活や環境の中で何が起こっているかを、病院内の専門医が知ることは、不可能でないとしても、非常に困難である。家族や住居、職業、地域社会における生活環境などをより深く知ることは、よいプライマリ・ケアには欠くべからざる要素である。

　どの患者にも、医学のジャングルの中で目に見えない、あるいは目に見える危険の間を、彼の手を取って安全に導いてくれる個人的な専門的保護者を持つことが必要である。

　プライマリ・ケアサービスは、軽症疾患のケアや、慢性疾患の長期的ケアの大部分、重症疾患の初期診断を、責任をもって行わなければならない。

＊　　＊　　＊　　＊　　＊　　＊　　＊　　＊

見逃されてきた医学

結び

　現代医学は、単純かつ素朴な妄想にとりつかれている。病人から病気を取り除けば、健康を取り戻せるという妄想である。医療では、確かにこのような場合もある。しかし、それは医療のごく一部にしかすぎない。

　医療の大部分で、医療技術は無効である。現在でも、健康や疾病は運任せの要素が強い。治るものは自然に治るし、治らないものは治らない。なるようにしかならない。20世紀初頭のルイス・トマスの父親のような医療は、現在でもその大部分で必要である。これが一般医の医療である。しかし、妄想にとりつかれた専門医には、これが理解できない。

　現在の日本では、一般医は養成されない。ただ、故Moran卿が指摘しているように、専門医への階段を踏み外した落ちこぼれしか、このような医師にはなれない。しかし、誰でも落ちこぼれにはなりたくない、落ちこぼれないように努力する。努力すればするほど、一般医からは遠ざかる。

　部分だけをみる専門医は、医師の責任という意味からは、問題がある。本当に専門医は医師としての責任を果たしているのだろうか。彼は自分の専門外の患者の傍らにいることはない。ミシシッピーの医師会長と較べればその違いは大きい。医療とは何かという疑問を持って、広い視野で考えれば、専門医になりたくないという人がいてもよいのではないか。

　かかりつけ医は患者の状態をよく知っている。しかし、病気を治

す医師ではない。ただ、患者の傍らにいるだけ、standing byするだけの医師である。しかし、これが医師の原型である。

　患者の病気は自然に治るかもしれない。しばらく様子をみてもよいのではないか。自然に治らない場合、専門医なら治すことができるのだろうか。たとえ専門医でも治せない状態もあるだろう。専門医に紹介するかどうか、紹介するとすればどの専門医にするのか選ばなければならない。

　繰り返すが、かかりつけ医は包括医療をする医師ではない。Standing byするだけの医師である。なぜ、standing byにこだわるのか。その唯一の根拠は、医師としての責任感である。専門医では医師の責任が果たせないと考える、これがかかりつけ医を選択する唯一の理由である。

　チフス患者の4人に1人は死んだ。しかし、かかりつけ医は4分の3の患者は治ることを知っていた。自分では治せないが、神がこれを癒す。患者の傍にいて、これを患者に伝えなければならない。患者はこれで希望をもつことができる。

　ルイス・トマスは言っている。「医師たちは患者に仕えるという深く個人に根ざした共通の義務感（the same deeply personal obligation to serve their patients）によって結ばれていてほしい。私はわが職業がこの義務感を決して忘れぬことを願う。なぜならこれは歴史を通じて保ち続けてきたすべてであり、われわれの先達との唯一の絆だからである」

　Standing byでは、医学的業績をあげることは恐らくできないだろう。しかし、オスラーのいうように、患者の状態をよく知っている医師が患者の傍らにおれば、それは患者にとって、大きな安心と

慰めをもたらすに違いない。それだけで十分である。医師とはそのような存在なのである。

　すなわち、これは医療におけるpriorityの問題である。病気を治すことと患者の傍らにいることのどちらを優先するのか。医師の原型は、standing byにpriorityがあるが、現代の医学では、これが見逃されている。

　私のように、standing byを優先し、積極的に専門医になりたくないと考える医師は見かけない。こちらがおかしいのだろうか。自信はないが、患者さんからは支持されているように見える。どのようになるのか、南無阿弥陀仏を唱えて様子をみるしかない。

第2部　見逃されてきた医学

―神　西洋医学の礎石―

第2部　見逃されてきた医学

序文

　赤道は存在するのか。

　船で赤道を求めて南へ向かって進んだとしよう。しかし、このあたりが赤道だといわれても、茫洋とした大海原が広がっているばかりである。赤い道を目に見ることはできない。赤道は存在しない。

　しかし、赤道は存在する。それを基にして緯度経度を定めることができ、南極も北極も正確にその位置を決めることができる。地球全体の正確な地図を作ることもできる。宇宙船もピンポイントで地球に帰還できる。

　医療にも赤道と同じように存在しないが、存在すると考えると有益なものがある。それは神である。

　アンブロワーズ・パレは"我包帯し、神これを癒す"といっている。病気では、自然治癒がある。これは神の力によるものだと考えると、多くのことが上手く説明できる。そして医療の正確な地図を作ることができる。医療の地図、これは医療哲学である。医療とは何か、この答えを考えることが医療哲学であり、それは正確な医療の地図を作ることと言い換えてもよい。自然治癒、これについても正確な地図を持たなければ、医療全体の地図は完成しない。

　内科、この言葉は地図で言えば、緯度経度に相当する概念である。しかし、現代の医学には赤道が存在しない。緯度経度は適当にひかれるため、同じ線は引けない。

　医学で赤道に相当する神は、西洋医学でも日本の医学でも、見失われたり見逃されたりして存在しない。そのため内科は、様々に解

51

釈されてその意味は揺れ動いてきた。

　この論文は、内科の概念の変遷を分析することによって、医療における正確な地図を描こうとするものである。また、これによって、医療における神の存在を証明しようとする試みでもある。神の存在、それは目に見えるようには証明できない。最後は信じるかどうか、信念ということになる。

第2部　見逃されてきた医学

1　Internal medicine の用語の起源

『近代医学の史的基盤』　川喜田愛郎著

　内科学（Innere Medizin）という言葉の起源は分明でない。わたくしのこれまで気づいたかぎりでは、Teodor Billrothの有名な「外科病理学」（1863年）の第1講の冒頭にみえるのが、もっとも古い用例である。

"Der Untershied zwischen innerer Medicin und Chirurgie ist・・・"

2　杉田玄白のころのSurgeryの地位

日本醫事新報（2005年1月1日）　質疑応答欄
質問　日本における「ターヘル・アナトミア」の所在
回答　書誌学者・石田純郎

　『ターヘル・アナトミア』が超ベストセラーになった理由は、はっきりしている。当時、内科医と外科医は全く異種の医療職であった。数で勝っていた外科医はギルドを形成した職人で、徒弟奉公で見様見真似で外科技術を学び、都市政府の実施する資格試験に合格して親方の資格を得たが、解剖学の知識はなかった。『ターヘル・アナトミア』はそうした無学な外科医のハ

53

見逃されてきた医学

ンドブックであった。現在われわれが試験の前にちょこっと参照するような、必須の知識を箇条書きにしたわかりやすい小型本であった。そのため100年近くもの間、外科医に支持されつづけ、売れに売れた。また、ラテン語に翻訳されて、内科医にも読まれた。

3　内科の用語の起源

和蘭醫事問答巻之上　清庵建部先生問書

　阿蘭陀人年々日本エ来ルモ外科ト云ハ見ユレドモ内科ト云ハ見エズ。阿蘭陀ニハ内科ノ醫者ハナキコトナリヤ。阿蘭陀トイヘドモ風寒暑湿産前後婦人小児ノ病ナキコトハ有ルマジ。コトゴトク膏薬油薬の類バカリニテハ療治ナラヌ筈ナリ。然レバ内科ナクテハナラヌコトナルニ日本ニテ阿蘭陀流と称スル者皆膏薬油薬ノ類バカリニテ腫物一ト通リノ療治ノミスルコト不審ナリ。

4　外科医（surgeon）の視点・内科医（physician）の視点

　日本語の内科と欧米語のinternal medicineの起源は、川喜田愛郎氏が指摘しているように明確ではない。しかし、上記の資料から、内科は18世紀後半、internal medicineは19世紀後半に誕生したと推定することができる。すなわち、文献上最初に内科の用語が記載さ

れているのは、建部清庵と杉田玄白の往復書簡であり、これは1770年から1773年にかけてのものである。ビルロートの外科病理学は1863年だから、100年ほどその差がある。

　建部清庵の時代にはinternal medicineの言葉はなかった。当時は外科（surgery）に対応する言葉はmedicineであったから、内科はmedicineの訳語ということになる。

　また、internal medicineは英語だが、その起源はドイツを中心にした西欧である。ちなみに、現在でも英国ではinternal medicineの用語は使われていない。英国の一般医（GP）ジョン・フライの著書には、それはでてこない。彼は、私たちならばinternal medicineと記載するところをmedicineとしている。

　また、日本の内科学会の英語表記は、The Japanese Society of Internal Medicineだが、英国の内科学会は、The Royal College of Physiciansである。英国、オーストラリア、インド、ナイジェリア、フィリピン、そして昔の米国では、royalが国名に代わっているが、同じ表記である。これはinternal medicineがドイツ生まれであること、それが英国へは導入されなかったことを示している。英国ではinternal medicineの概念には同意できない哲学があった。Medicneとinternal medicineの違いを見抜く視点があった。伝統的な内科医（physician）の視点があった。

　結論からいえば、日本の内科も、ドイツのInnerer Medizinも外科医の視点から生まれた用語である。外科医には医学の全体をみる視点がない。医学全体を見る医学は見逃される、見失われる。それが、20世紀の医学の現状である。

　内科とinternal medicineは、ほぼ同義語である。内科の方が100

年ほど前に誕生しているので、日本の内科が100年後に西欧に導入され、それがinternal medicineと訳されたように見える。ドイツへ留学した日本人が、日本には内科という言葉があり、内科医と外科医が対等の身分であると伝えたのかもしれない。当時内科より格下とみなされていた西欧の外科医が、自分たちの身分を高め内科医と対等になるためには、都合のよい言葉である。

　また、欧米で新しい医学用語ができれば、それは日本語に翻訳される。たとえば、プライマリ・ケアも日本語ではどのように表記すればよいか、一次医療、基本医療などいろいろな提案がなされた。現実は、よい名称がないので、プライマリ・ケアはそのままで用いられている。

　しかし、internal medicineについては、それを日本語に訳そうとする動向があった記録が全くない。それまで、内科はmedicineの訳語であった。新しい用語であるinternal medicineも内科と訳すのは矛盾している。しかし、これが矛盾であると認識された気配はない。これは日本語の内科がinternal medicineに翻訳されたと考えれば納得できる。

　そして、この矛盾は無視され、現在の日本では、medicineもinternal medicineも内科である。それどころか、medicineの本質、あるいはその核心が、internal medicine であるという考えさえ生み出した。Medicine不要論である。

　それを裏付ける記述を川喜田氏の著書から引用する。

　　ここであらためて思い出されるのは、時代によりまたところにより浮き沈みはあるにしても、外科（surgery）が伝統的に医

学（medicine）の外にある下賤な職能として遇されてきたという医学史のＡＢＣについてである。しかも皮肉なことには、格式高い長袖者流の手にあった「医学」が、永くおおむねみのりのない諸体系の覇権の交代に明け暮れしていた一方で、実際的な外科医たちが、彼らの特質である・・に即した姿勢によってとにもかくにも実質的な成果を着々と積み重ねてきたことは、われわれのこれまでもみてきた通りである。

ところで、その外科が決定的に医学と対等の位置を獲得したのが革命後のパリであったことは、さきにわれわれが学んだところである。
それは見方を変えれば、かっての医学（medicine）があらためてみずからを内科（internal medicine）—まだその言葉はなかったが—と同定して、外科（surgery、手仕事）と並ぶ専門分科として限定するに至ったことを意味するわけで、それは皮肉にも「医学」の内容の充実を結果した。（注：フランス革命　1789－1799）

　結論をいえば、日本語の内科も西欧のinternal medicineも、外科医の視点から、外科を除く医学全体から、外科と対称的な部分を切り取った概念である。言い換えれば、その内科医は、メスを薬に代えた外科医である。そして、外科医の視点とは、医療技術からの視点である。医療技術以外は無視される。外科医の視点からは、付図『医学の概念の変遷』で示した①の医学は見えない。それは見失われる。
　しかし、"内科"と"internal medicine"が、全く同じ概念の言葉だとすれば、なぜ、100年も前に日本でそれが生まれたのだろうか。

57

内科が日本で誕生したのは、西洋医学が日本に導入された時である。当時の西洋医学にすでにそのような言葉を生み出す動因があり、それが、日本の当時の医学の状況で、比較的容易に萌芽したのではないか。

すなわち、西洋医学には、medicineという重い土の層があり、それを突き破ってinternal medicineという言葉が双葉を出すのに、さらに100年を要したと解釈できる。

また、川喜田氏の記述からは、外科学における技術的な進歩が、医学の地殻変動のエネルギー、すなわちマグマであることがわかる。

川喜田氏は、内科やinternal medicineの言葉の誕生は、医学の「内容の結実を結果した」として楽観的である。しかし、それは伝統的な医学medicineを見失うという、大きな損失と引き換えの結果であった。

見方を変えれば、medicineを忘却するために、100年が必要であったということもできる。日本ではもともと忘却する程のmedicineが存在しなかったため、100年は必要なかった。簡単に内科の用語をつくることができた。

忘れられたmedicineとは、具体的な例をあげれば、general practiceやルイス・トマスのstanding by、などである。

しかし、medicineという厚い土壌に残った旧い医学の種は、完全に消えてしまったわけではない。英国ではinternal medicineの言葉の侵入は防がれmedicineが生き残った。米国では、セシルの内科学の教科書（textbook of medicine）で、ルイス・トマスが古典的な職業としてのmedicineを、忘れられた医学として紹介している。そして英国の種からは、プライマリ・ケアという花が開いた。

第2部　見逃されてきた医学

内科そしてinternal medicineの用語の歴史をみると、その概念の変革には100年単位の時間が必要であることがわかる。私は、付図『医学の概念の変遷』の①の医学を、音楽界に倣って医療指揮科（primary medicine）と命名することを提案するが、medicineやprimary careの意味がその本質において理解されるには、かなりの年月が必要であろう。

私の著書を読んでくれた医学部の同級生折茂謙一君が、君の考え方が理解されるには、何十年もかかると忠告してくれた。確かにその通りかもしれない。できれば２１世紀中に、医学の概念図の①の医学が、医療指揮科として認識される日がくることを願っている。

ところで、このmedicineの医学を“忘れられた医学”と表現することは、日本についていえば正確ではない。西洋医学では、忘れられた医学だが、日本ではいまだかって認識されたことのない医学である。それは“見逃されてきた”医学といわなければならない。

西洋医学との交流は300年に及ぶ。その間見逃されてきたが、その断片は日本のあちこちに入ってきている。無意識のうちに私たちはその必要性を感じている。例を挙げれば、内科の開業医が消化器科、呼吸器科などの専門科のほかに、ほとんどの場合“内科”を標榜する。この内科はmedicineという意味の内科である。

私の場合は、呼吸器内科に加えて内科を付け加えた。呼吸器内科の標榜だけでは患者が集まらないという卑近な動機である。しかし、動機は卑近だが、その根底には患者のニーズが存在する。患者がそれを必要としているから、患者が受診する。

かかりつけ医という言葉もmedicineの内科である。これは、私が標榜した内科やプライマリ・ケア医と同義語である。病院の待合室

には"かかりつけ医を持ちましょう"というポスターが貼ってある。専門医はその役割が終われば、必ずその患者とは縁が切れる。その後の患者を世話する医師に引き継がねばならない。かかりつけ医の定義はないが、専門医にはその必要性は何となくわかる。

　さらに、私たちの先輩の内科開業医が重要視したフーフェランドの医戒も、どの専門内科でも扱わない格言である。ここにもmedicineの内科がある。

　また、このような医学は、伝統的な医学だけではなく、現代の新しい病気にも共通するものがある。アルコール依存症からの回復にも、霊的なものの存在、すなわち自分なりに受け入れられる神を認識することの必要性が強調されている。

　アルコホーリク、アルコール依存症の人間は死に絶える。その突然変異は、後世に伝わることはない。この事実は、霊的なものとは何かを、教えてくれる。零的なもの、それは自然淘汰、適者生存の原則によって人間が学んだ、生きて行くための叡知の集積であり、結晶である。したがって、人間の中には、この霊的なものが宿っている。この叡知の集積は、膨大すぎてすべて理解することはできないが、その存在は疑う余地はない。

　太陽は月の400倍の距離にある。そして太陽の大きさは月の400倍である。そのため、皆既日食や金環日食が起きる。これは奇跡的なことと言わざるをえない。生物、そして人類の誕生は、このような奇跡の数えきれないほどの集積によるものではないか。これは、知識の集積ではあるが、通常われわれが想定している知識とは、次元が異なる知識である。通常の知識からみれば、畏敬の念をいだかざるをえない。これをわれわれは、霊的なものと名付けている。

第2部　見逃されてきた医学

　このように考えると、霊的なものの存在、神を見失った現代医学は、アルコールではなく、技術への依存症ではないかと、疑ってみる必要がある。

　ルイス・トマスは、医療職の起源は、「遠くはシャーマニズムにさかのぼる」といっている。医療の基礎には宗教がある。神は医療の重要な礎石のひとつである。日本では、西洋医学の礎石を見逃してきた。現在の医療界をみると、あちこちにmedicineの内科を見ることができる。しかし、その知識は断片的で、まとまった学問になっていない。正確な医療の地図は、存在しない。

　現在の医学で、正確な地図を作るのに最大の障害になっているのは、内科の意味が確定していないことである。世界地図で言えば、緯度経度が歪んでいたり、数字が順番になっていないようなものである。

　抗生物質の出現以前の医療は、自然治癒があることを患者に知らせるのが、その目的であった。医師がstand byすることは、患者に神の存在を知らせることだった。医師は神の僕だった。この医療の基本を無視しては、医療の正確な地図は作れない。

　本書は、医療の正確な地図の作成が目標である。地球の地図の基準線は赤道であるが、医療の地図の基準線は神である。神を基準にして、内科の意味を確定し、かかりつけ医の定義を定めなければならない。すべての学問は定義から始まるからである。

61

見逃されてきた医学

結び

　現代医学は、指揮者のいないオーケストラである。現在見失われているこの指揮者をとり戻さなければならない。

　昔からの医師、常に患者の傍らにいて、彼に助言する医師、正確な医療の地図を持ち、医療のジャングルの中を迷わず案内のできる医師、自らは演奏しないが全体をとりまとめる医師、このような指揮者としての医師が必要である。かかりつけ医は、医療指揮科（primary medicine）の専門医として位置付けなければならない。

　かかりつけ医の仕事を、もう少し具体的に言えば、患者の予後は、①自然治癒、②専門医による治癒、③治癒は期待できない、の３者のいずれかになるので、友人として患者と相談しながら、どのような方針をとるかを決めること、そして①と③については責任をもって患者の世話をすることの二項目である。

　現代の医学は、①と③の医学を無視し、②の医療を極端に過大評価している。妄想の域に達しているといってもよい。これを医師に気付いてもらうためには、第３者からの視点が必要である。広く一般の人々にも議論に参加してもらわなければならない。一般教養の視点から、現代医学を検証する必要がある。専門家でも誤る。頭から信用してはいけない。

　ところで、西洋文明を生み出した動因とは、何なのだろうか。私は、それは知ではないかと思う。哲学、知を愛する、知こそすべて、全てを知で覆う、これが西洋文明の動因ではないか。西洋医学は、神という言葉によって、知の枠組みで捉えられないのもの、霊的な

第2部　見逃されてきた医学

ものを、理解できないが信じられるものとして知の枠組みに取り入れた。すなわち、ひとつの新しい知のカテゴリーを造ったのである。しかし一方では、それは知の限界を認めたということでもある。西洋の知は、自らを知ることにもなった。

　小川鼎三先生が千古の名言だと指摘された、16世紀の外科医アンブロワーズ・パレの“我包帯し、神これを癒す”という格言は、西洋医学の精髄である。

見逃されてきた医学

付1　医学の概念の変遷

医学の概念図（医学の全体と部分）

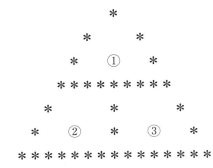

　医学は、新しい医学用語の出現の度に、その概念が変遷してきた。

医学の概念　1（始原からの医学の概念　文学、工学、経済などと
　　　　　　　　の関係での概念）
　　①　＋　②　＋　③　　医学（日本）　medicine（西洋）

医学の概念　2（surgeryの用語の誕生以後の西洋医学の概念）
　　①　＋　②　　medicine
　　③　　　　　　surgery

医学の概念　3（室町時代、外科の用語の誕生によって生まれた医
　　　　　　　　学の概念）
　　①　＋　②　　室町時代の本道　当時の西洋のmedicine

64

第2部　見逃されてきた医学

　　③　　　　　　室町時代の外科　当時の西洋のsurgery

医学の概念　4（内科の用語の誕生によって生まれた医学の概念）
　　①　　　　　　内科（medicineという意味の内科）　⇒　後に
　　　　　　　　　internal medicineの出現によって "見逃された
　　　　　　　　　医学" となった。
　　②　　　　　　内科（internal medicineという意味の内科）　⇒
　　　　　　　　　後にinternal medicineの出現によってその訳語
　　　　　　　　　となった。
　　③　　　　　　外科

医学の概念　5（西洋でinternal medicineの用語の誕生によって生
　　　　　　　　　まれた医学の概念　Medicineの概念の分裂）
　　①　　　　　　medicine "見失われた医学"
　　②　　　　　　internal medicine
　　③　　　　　　surgery

医学の概念　6（２０世紀の医学の概念　米国・日本）
　　①　　　　　　内科（medicine）米国 "見失われた医学"
　　　　　　　　　　　　　　　　日本 "見逃された医学"
　　②　　　　　　内科（internal medicine）
　　③　　　　　　外科（surgery）

65

見逃されてきた医学

医学の概念　7（２０世紀の医学の概念　英国）

①			primary care
②			surgeryを除く secondary care（medicine）
③			surgery
②	+	③	secondary care

プライマリ・ケアの概念

| ① | | | 英国の primary care |
| ② | + | ③ | 米国と日本の primary care（secondary care の一部） |

医学の概念　8（２１世紀の医学の概念）　試案

①	医療指揮科（primary care、かかりつけ医、一般医、内科標榜医、primary medicine）
②	内科（internal medicine）
③	外科（surgery）
	注：医療指揮科（primary medicine）は著者による造語

第2部　見逃されてきた医学

付2　世界各国の内科学会の名称

　世界各国の内科医会の名称をインターネットで調べてみた。
Internal medicineの用語が世界でどのように認識されているかを知
るためである。英国圏ではこの用語は使われていないようである。
ジョン・フライの著書にはinternal medicineの用語は見当たらない。

◆国名＋Society of Internal Medicine
　アルゼンチン、オーストリア、バングラデシュ、ベラルーシ、ベ
ルギー、ボリビア、ブルガリア、チリ、クロアチア、キューバ、チェ
コ、デンマーク、ドミニカ、エストニア、フィンランド、フランス、
ジョージア、ドイツ、ハンガリー、インドネシア、イラン、イスラ
エル、イタリア、日本、ラトビア、リトアニア、ノルウェー、パナ
マ、パラグアイ、ペルー、ポーランド、ポルトガル、ルーマニア、
ロシア、スロバキア、スペイン、スウェーデン、スイス、台湾、ト
ルコ、ヴェネズエラ、ユーゴスラビア
例：The Japanese Society of Internal Medeicne
　　Société Nationale Française de Medicine Interne
　　Deutsche Gesellshaft für Innere Medicin

◆国名＋Association of Internal Medicine
　コロンビア、エクアドル、韓国、メキシコ、オランダ、ニカラグ
ア、スロベニア、南アフリカ、ウクライナ
例：The Korean Association of Internal Medicine

67

見逃されてきた医学

◆国名 + College of Physicians

　オーストラリア、英国、インド、ナイジェリア、フィリッピン、
米国

例：The Royal College of Physicians

　　The American College of Physicians

◆その他

　ブラジル、ウルグアイ

例：Sociedade Brasileira de Clinica Medica

　　Sociedade de Medicina de Montevideo

第3部　かかりつけ医との対話

―医療における自己決定権―

第3部　かかりつけ医との対話

序文

　ルイス・トマスは、疾患の説明という仕事が医学の義務の中心をなし、この役割が何千年にもわたってこの職業を正当なものにしてきた、とのべている。

　かかりつけ医は病気を治す医師ではないが、病気を説明することはできる。

　著者は昨年12月、『見失われた医師—かかりつけ医実践の記録—』を出版した。これは日本の医学の現状を分析したものであるが、その結論は次の2点に要約できる。

　①　日本の医学会で認められているのは専門医のみであり、非専門医は見失われている。

　②　かかりつけ医は非専門医である。

　しかし、『見失われた医師』はどちらかと言えば、医師むけの本である。今回、それを患者さんに分かりやすいように書き直し、患者さんに現在の医療の現状を説明しようと考えた。正確な情報に基いて、自分の病気について自己決定してもらうためである。

　また、日本の医学の現状は、軍隊で言えば、戦術はあっても戦略的な視点がない。したがって、戦略的な作戦会議には、患者側からの参画が不可欠である。そのためにも、患者さんには、医療について十分な情報を持ってもらわなければならない。

　本書を見て医療に興味を持たれた方、またさらに詳しく知りたい方は、『見失われた医師』もご覧いただけると有難い。

71

見逃されてきた医学

『見失われた医師』
著者　渡辺元雄　発行所　ブイツーソリューション　2022年

第3部　かかりつけ医との対話

1　かかりつけ医の診察室

やぶ　　木村さん、こんにちは。今日はどうされました。

木村　　先日の老人健診で、血圧が高いので診察をうけるように言われました。

やぶ　　それは心配ですね。結果表を見せて下さい。血圧は上が150、下が90ですか、少し高いですね。

木村　　どうしたらよいでしょうか。

やぶ　　何か自覚症状はありますか、どこか調子の悪いところはありませんか。

木村　　腰が少し痛いことと、頭の回転が悪くなったことくらいですかね。

やぶ　　80歳の老人としては健康体ですね。自分では病気だとは思っていないんでしょ。

木村　　まあ、健康ですね。毎週グランドゴルフへ行ってます。

やぶ　　自分では健康だと思っているが、高血圧の疑いがあると言われたわけですね。

木村　　そのとおりです。

やぶ　　高血圧症は、例えば江戸時代では病気ではなかったですよね。血圧計も無かったし、まず血圧という概念もなかった。身体を切れば血が出ることは分かっていても、血液が心臓から出て、全身を循環するということすらわかっていなかったのですから、血圧というものがあること自体が、人々の念頭にはなかったわけです。

73

木村　現在の高血圧症の患者も、昔は病気だとは思っていなかったということですね。

やぶ　足軽なら、槍をもって走っていたし、百姓なら、朝早くから鍬をもって田や畑に出掛けていたでしょう。昔は自分が病気かどうかは、患者自身が決めていたけれども、現在では、患者は自分では健康だと思っていても、医者が病気だと決めるようになった。医学が大きく変わったのです。

木村　確かに大きな変化ですね。

やぶ　病気をなくすにはよいことかも知れませんが、私は、患者さんにとっては大変気の毒なことになったと思うのですね。病気かどうかを決める権利を、医者に奪われてしまったということができます。自己決定権のはく奪です。

2　自己決定権

木村　高血圧の治療と自己決定権では、問題が隔たりすぎて、ぴんと来ませんね。

やぶ　先日テレビを見ていたら、老化を病気と考えて、老化を遅らせる薬を開発する研究が紹介されていた。現在では、老化も病気であると言われても、これはおかしいという感覚がなくなってしまっている。

　　しかし、今まで健康とされていた人が、病気にされるのですから、これは実に大きな変化です。一種のマジックです。このマジックをつかえば、病気をいくらでも造りだすことが

できるし、医師は患者をどんどん支配することができるようになる。

　私は、このことに気付いてから、患者さんの自己決定権を念頭において、診療してみました。その経験からいえば、これは患者さんにすごく喜ばれるし、また、患者さんとよい人間関係をつくるのに、大変役立つことが分かった。患者さんは、この医師は自分のことをよく理解してくれている、と感じるようです。

木村　しかし、自己決定権は当たり前のことで、それほど重要なことなのでしょうか。

やぶ　たとえば、魂という言葉がありますが、魂というだけではなんとなくそのようなものがあることはわかるが、いまひとつ理解し難いところがある。しかし、魂の本質が自己決定権であると考えると、魂を具体的に考えることができる。

　現在ウクライナ戦争の真っ最中です。これは自己決定権を巡る戦争です。プーチンはウクライナの政権が、親ソから親西欧へと移行するのに危機感をいだいて、ウクライナに親ソの傀儡政権を作ることを目的に戦争をしかけた。この政策は以前ジョージアでは成功しました。しかし、ウクライナの人々はこれに猛烈に反発しました。ウクライナ魂です。自己決定権を守るために命をかけている。命よりも大事なものがあるということです。魂とは何かと問われると、とっさには上手く答えられないけれど、私には、魂の本質は自己決定権だとすると考え易くなります。

　たとえば、平家物語には武士魂の例があります。平の知盛

は壇ノ浦の戦いで敗れ、「見るべき程の事は見つ。いまは自害せん」といって鎧を2領着て海に沈んだ。

今井の四郎兼平は、木曾義仲の乳兄弟であり第1の側近であるが、義仲の死を知って、

……「今は誰をかばはむとてかいくさをもすべき。これを見た給へ、東国の殿原、日本一の剛の者の自害する手本」とて、太刀のさきを口にふくみ、馬よりさかしまにとび落ち、つらぬかってぞうせにける。……

このような文章を読むと、魂は命より優先すると考えざるをえない。医療は人間相手の仕事だから、単に命を救えばよいというだけではなく、魂を視野にいれないと、よい医療はできないのではないだろうか。そして、患者の魂を見るには、医者の側にも、医者魂がなければならないと思う。

話は飛びますが、野球の野村監督は有名ですね。何度もチームを優勝に導いている名監督です。また、奥さんのサッチーさんも有名です。サッチーは報道によれば、知人とのトラブルも多く、一般的な基準でいえば良妻とは程遠い人のようである。しかし、野村監督はサッチーが大好きである。これは自己決定権の行使である。野村監督の魂の発露である。これは尊重されねばならない。

3 高血圧症にみる自己決定権

やぶ 昔は主な病気は感染症だった。ペスト、コレラ、結核、赤

痢、腸チフスなどで多くの人が死んでいた。ところが、抗生物質の発見で医療が大きく変化した。感染症が無くなったとは言わないが、大きな問題ではなくなった。病気が無くなれば医者は失業することになりますね。

木村　失業どころか、今でも患者は多くて医者は儲かっていますよ。

やぶ　確かにそうはならなかった。新しい病気が造られた。そのひとつが高血圧症です。健康な人を病人にするのだから、いくらでも病人を造り出すことができる。医者は絶対に失業しない。医学部の志望者はどんどん増える。

木村　このような野放図な状態をコントロールするには、どうしたらよいのでしょうか。なにかよい方法はありませんか。

やぶ　医者だけで考えると、行き詰まる。医療は結局は患者さんのためのものであって、医者のためにあるのではない。患者側からの関与が不可欠であり、その手がかりは患者の自己決定権ではないかと思う。

木村　いきなり自己決定権といわれても、困ります。

やぶ　それは当然ですね。患者もそれについて考えなければならないが、医師の側もそれを患者さんに理解できるよう説明しなければならない。たとえば、高血圧症を例にしてそれを考えてみましょう。

　　感染症が大きな問題でなくなると、次に問題となったのは、脳卒中や心筋梗塞です。健康な人が突然発作を起こす。そのまま死ぬ人もいるし、急性期を切り抜けても後遺症が残る。そこで、健康な人のなかで、このような発作を起こしやすい人を見つけようということになった。そして、多数の人を長

年観察し、統計をとることによって、高血圧、喫煙、コレステロールなどが関係していることが判ってきた。

　血圧については、次に問題になるのは、血圧を下げれば発作を減らすことができるかどうかということになる。そこで考案されたのが、二重盲検法である。高血圧の人をふたつのグループに分ける。そして、血圧を下げる薬を飲むグループと飲まないグループを比較する。薬を飲む場合、飲むという行為が患者の行動を変えて、結果に影響が出るかもしれない。それを防ぐため、薬を飲まないグループにも、偽の薬を飲んでもらう。これで条件は同じになる。また、その薬が実薬か偽の薬かを患者が知っていては、行動に差が出る可能性があるので、患者にはそれを隠しておく。患者は自分の飲んでいる薬が、本当の薬か偽の薬かわからない。外観もそっくりに造ってある。

　また、その薬を処方する医師にもそれを知らせない。医師が知っていると、評価に影響が出る可能性がある。薬が本物か偽物か医師も知らない。知っているのは、この計画を管理する本部の人だけである。患者も盲、医者も盲だから、二重盲検法という。非常に厳密に考えられた方法であるから、その結果には薬の効果が確実に反映される。

　現在、保険診療で高血圧症の薬として認められているのは、皆二重盲検法で効果の認められている薬ばかりである。しかし、市販薬ではこの検査を経ていないものも多く、両者は厳密に区別しなければならない。

木村　　二重盲検法はよく考えられた方法ですね。この結果は疑う

余地はありません。

やぶ　しかし、この方法も限界がある。たとえば、木村さんのような80歳の人の高血圧症に対して、血圧の薬の二重盲検法を計画したとするとどうなると思いますか。

木村　結果をみるには、5年、10年、15年と長期に観察しないといけませんね。10年後だと、かなりの人には、三途の川の向こうに電話をしなければなりません。

やぶ　田中さん、そちらではいかがですか。お元気ですか。

田中　元気にしております。

やぶ　あなたは今そちらにおられますが、死因は何でした。

田中　がんです。

やぶ　お友達の久留宮さんは何でしたか。

田中　老衰ですね。

やぶ　そちらでも心筋梗塞はありますか。

田中　ありますよ、先日も熊五郎が心筋梗塞でいなくなりました。

やぶ　そちらにいなくなったということは、こちらへ生まれ変わったということでしょうか。

田中　恐らく熊になっているのではないでしょうか。しかし、熊五郎は人懐っこいから、人里へのこのこ出かけていって、鉄砲で撃たれてしまうのじゃないかと思います。

やぶ　撃たれればまたそちらへ戻っていくわけで、また一緒に酒を飲めますね。

田中　ありがたいことですね。

見逃されてきた医学

やぶ　　こうなると、二重盲検法にも限界があるということになります。

木村　　老人に対する高血圧治療には、確かな根拠がないということですね。

やぶ　　根拠がなければ、後は患者さんの自己決定権の出番です。薬を飲まないという選択をすることもできるし、若い人に効くのだから、老人にも多少の効果はあると考えて、薬を飲むという選択肢もあり得る。医師は患者さんが自己決定権を最大限発揮できるように援助しなければならない。それが医師の務めです。

木村　　薬を飲むように説明してくれる医者はいても、魂や自己決定権を頭において診療してくれる医師は少ないでしょうね。

やぶ　　私がこれに最初に気付いたのは、自然治癒を患者さんに説明するときです。

4　自然治癒と自己決定権

木村　　自然治癒は自然に治るのだから、自己決定権が出る幕はありませんね。

やぶ　　それがそうではない。まず、自己決定権を行使できるのは、自分の持ち分についてですね。

木村　　他人のものには手出ししてはいけません。

やぶ　　ところで、自然治癒力は誰のものでしょうか。患者さんのものですか、医者のものですか。

第３部　かかりつけ医との対話

木村　　それは患者の身体に備わったものだから、患者のものでしょう。

やぶ　　私もそう思います。自分のものならば、自己決定権を行使
できる。お祈りをすることができます。子供の病気なら、治
癒を願って、親がお百度参りをすることもできる。しかし、
病気の自然の治癒が患者に知らされなければ、患者さんはそ
の治癒を医者の力だと錯覚するのではないでしょうか。

　　　　私は自然治癒を患者さんに告げることは、患者さんの自己
決定権にかかわる極めて重要なことだと思います。

　　　　「貴方の病気は、貴方の身体に備わった自然治癒力で治るの
であって、私の力ではありません、私はやぶ医だから、そん
な力はない」といくら力説しても、患者さんはほとんどの場
合、「そうではない、自分の病気が治ったのは先生のおかげで
す」と言われる。私が説明してもそうなのだから、何もいわ
なければ当然、医者の力で病気が治ったと患者は思う。

　　　　これは、辛辣に言えば、患者のものを医者が盗んだことに
等しい。そうならないためには、自然治癒力について、患者
はしっかり説明してもらう権利があります。

木村　　自然に治ると言われると、安心しますね。

やぶ　　実際それを言うと、患者さんから安心したという言葉をよ
くもらいます。私は最初、患者さんが「治る」と言われるこ
とによって安心すると思っていた。しかし、よく考えてみる
と、自然に治るかどうかは、保障されたものではない。自然
に治る可能性は大きいと思っても、必ずそれが実現するもの
ではなく、結果をみるまでは私も不安である。患者さんにも
そのような不安があるのではないだろうか。それなのに安心

81

する。これは、その結果に安心するというよりも、むしろ、それが自己決定権の範囲にあることによって安心するのではないか。自己決定権の範囲にあれば、たとえその結果が悪くても納得できる。

木村　しかし、自然治癒を説明してくれる医師はあまり見かけません。

やぶ　医師は自分の技術で病気を治しているという意識が強く、治癒はすべて自分の力で達成されていると思いがちです。自然治癒は無視される。しかし、昔の医師はそれを十分に認識していた。16世紀の外科医アンブロワーズ・パレは、「われは包帯するのみ、神が癒したもう」と言っている。また、日本の小川鼎三先生も、これを千古の名言であると指摘しておられる。

木村　自然治癒は見失われてしまっていますね。患者も自分のお宝を見失っている。鑑定団にみてもらわなけばならない。

5　フーフェランドの医戒

やぶ　医療は人間が人間に行う行為です。人間と人間が相対すれば、自己決定権も相対することになる。その場合、医者は患者さんより優位な立場にある。自己決定権についても自分の考えを優先させがちになります。これを戒めるための教訓がフーフェランドの医戒です。

　この医戒の冒頭は次のようになっている。

「病メル者ヲ見テコレヲ救ハムト欲スル情意、是即医術ノ由テ起コル所ナリ。今モ仍ホ医宜シク此心ヲ以テ本トスベシ。冀クハ医術貴霊ニシテ、而シテ施ス者モ受クル者モコレニ因テ真福ヲ得ムコトヲ」

　フーフェランドは19世紀のドイツの医学者で、その戒めの言葉を、緒方洪庵が「扶氏医戒」として訳し、これが不滅の医訓であるとして戦前の医学部で教えられていた。医者は自分の都合で患者を選別してはいけない、金持ちの患者しか診ないなどと言っていけないということだと思います。

　しかし、現在の医学ではこれは全く無視されている。私の孫もふたり医学部の学生だが、フーフェランドの名前は聞いたことがないと言っていた。Hufeland is who？　ふうちゃんとは誰？　ということになっている。

木村　むかし、私たちの幼馴染で同級生の房子さん、ふうちゃんという、いつもニコニコしている女の子がいました。今は亡くなっていますが。

やぶ　彼女は私の遠い親戚で、幼稚園のころ私とふたりで写っている写真があります。ところで、私たちの名古屋内科医会の先輩の毛利孝一先生は、この医戒が重要だと日頃言っておられたそうである。その著書をみると、急患のために大阪万博行きの列車に乗り遅れて、結局万博をみないで終わってしまった、と書いてある。

　専門医も自己決定権を優先させているところがある。自分が興味があるのは心臓だから、心臓の病気しか診ないと言っ

ている。これは医療技術を高めて良い医療を行うためである
から、結局は患者のためになると考えることもできる。しか
し、自己決定権を行使して患者を選別していることにかわり
はない。

　専門医は、私はあなたの心臓の病気を治すことに専念しま
す、その他のことはあなたにお任せします、と言っている。
しかし、昔からある医学は、その他のことも対象にする医学
である。専門医は、医師が役割を果たさなければならない時
に、医師の役割を放棄してしまっている。そして、自己決定
権を行使したという認識がない。フーフェランドの医戒を知
らないと、自己決定権に触れる問題であると気付けない。

木村　自己決定権という概念が心にないと、どうしても自分の自
己決定権が強く出てしまいますね。自己決定権という概念が
なくても、自己決定するという自分の心の働きはよくわかる。
しかし、他人の自己決定権には気づかないことになります。

6　新しい医学と旧い医学

やぶ　前にも言ったように、感染症の治療を境に医学が大きく変
わりました。新しい医学を定義すれば、「医学とは、病気を治
す技術を研究する学問である」ということになります。この
医学の究極的な目的は不老不死です。

　この定義を踏まえて、旧い医学を定義する必要がでてきた。
これがなかなか難しい。昔から自然に行われてきたことだが、

その要点を簡潔に表さなければならない。"かかりつけ医""家庭医""実地医家""一般開業医"などの言葉が使われてきた。旧い医学とは、これらの医師による医療である、ということになる。これらの言葉に共通する核心となる概念は何なのだろうか。

これらに共通するものは、医師と患者との親密な関係である。魂と魂の交流である。お互いの自己決定権の尊重である。それを念頭において、私なりの旧い医学の定義を考えてみた。それは次のようになった。

「医学とは、病気の友人を助けるための学問である」

木村　兼好法師は、友達として持ちたいのは医者だと徒然草に書いています。

やぶ　私の尊敬する医師に、プライマリ・ケアを提唱したジョン・フライがいます。英国の開業医です。彼は、患者さんが望んでいるのは、「究極的なアドバイザー、医師、哲学者、そして友人として、長期にわたって責任をもってくれる個人的な主治医である」と言っています。

私は家庭医という言葉に違和感をもっていました。家庭医が必要なら、会社医も学校医も必要ではないか。家庭をもたない一人世帯もある。家庭という言葉にどれほどの意味があるのだろうかという疑問です。しかし、これは揚げ足取りの議論であって、家庭という言葉の奥にある核心をつかまなければならない。そこで思いついたのが友人という言葉です。友人同士なら、家族と同様に魂と魂の交流がある。

専門医は、自分の専門以外のことは、あなたにお任せします

と言っている。これは、相手が友人でなければ問題ないかもしれません。しかし、友人だとしたら、医者たるものが、他のことはあなたにお任せしますなどと言えるものでしょうか。

木村　友達ならば、歯医者さんならともかく、なんと薄情なと思われても仕方がありません。

7　人間機械論

やぶ　旧い医学では、医療は医師が患者に、すなわち人間が人間に働きかける行為です。医学とは、人間と人間の関係を研究する学問であると規定すればよい。しかし、新旧の医学の間で、人間が変わってしまった。これが医学の定義にも関係してきます。単に患者というだけでは、正確な定義にならない。患者ではなく、友人という言葉が必要になった。

　　旧い医学の時代には、人間関係はすべて友人関係だった。しかし、新しい医学になって、新しい人間の関係が生じてきた。医学の変化は、同時に人間観の変化でもあった。人間を機械とみなす、新しいものの見方である。この人間機械論は、病気を治す技術の発展には極めて大きな力を発揮した。そしてその成功は、そのような考え方をますます普及させることになった。

　　人間機械論では、人間の機械的な部分のみを見て、他の部分を見ないようにしている。視点にフィルターをかけている。魂とか自己決定権は認識できない。脳は神経細胞から成るコ

ンピューターとみなされて、魂のない人間が生まれる。人間全体に対する見方が変わる。

すなわち、人間を機械とみなす人間観は、人間関係も変えた。友人関係抜きの新しい人間関係が誕生した。この新しい人間関係では、自己決定権は無視される。人間が人間を支配することが容易になる。相手が機械ならば、自己決定権は無視できる。

したがって現在の新しい医学の時代には、旧い医学の定義にあたって、単に患者という言葉だけではなく、友人という言葉を付け加えないと正確な定義にはならなくなった。昔の医学に存在した魂や自己決定権を含む医学を示すことは、新しい人間観では不可能になった。

木村　ややこしいことになりました。頭が混乱します。

やぶ　要するに現在の医学では、患者さんは機械であって人間扱いされていないということです。

木村　なにか心当たりがあるような気がします。医師の言う通りにしなければならないという感じが強く、自分で決めているという感じがしません。

やぶ　私が思うに、今必要なのは死の文化です。人間は死ぬものであるということを受け入れる文化です。現在の医学は不死を求める医学だが、これを死や病気を受容する医学に替えなければならない。

現在の定義の医学、すなわち、医学とは病気を治す技術を研究する学問である、という医学では、無限の目標を追いかけるわけで、ゴールが見えません。健康な人をどんどん病気

87

にすることができる。老化さえ病気になるのですから、きりがありません。

木村　不老不死の薬を求めた秦の始皇帝を笑えない。

やぶ　死は患者さんのものだから、患者さんの問題です。患者さんの自己決定権で受容してもらわなければなりません。

木村　みんなの願いは、苦しまずに周りの人に迷惑をかけずに死にたいということでしょう。先日も、88歳の男性が朝起きてこないので、奥さんが見に行くと床のなかで亡くなっていた。ゲートボール仲間が皆うらやましがっていました。

やぶ　老人の血圧の治療も、それを考えるとどうでもよいことのように思えてきますね。

木村　先生は耳が聞こえないと言っていますが、血圧を測るときの音は聞こえているのですか。大丈夫ですかね。

やぶ　実を言うとあまり聞こえていませんね。でも必要なときは、触診法という測り方もあります。脈をみて血圧を測るのです。

木村　それなら耳が聞こえなくてもよい。でも、かなりいい加減だなあ。

やぶ　まあ、結局は人間、南無阿弥陀仏ですよ。

木村　ますます、頼りなくなってくる。

やぶ　前にも紹介した、私が尊敬している英国の開業医のジョン・フライは、老人健診では、処置する必要のない"正常な異常"ばかりを見つけている、と言っています。正常な異常なら、何も手を打つ必要はない。

木村　確かに正常な異常とは上手い表現ですね。若い人では異常でも、老人では正常ということはあり得る。若い人の死は異

常だが、老人では当たり前のことです。

やぶ　まあ、死亡診断書は書きますから。

木村　それはよろしくお願いしますよ。ただ、私の前に死なない
ようにしてください。

やぶ　南無阿弥陀仏を唱えてお願いしてみます。

8　かかりつけ医は哲学者

木村　先日は、正常な異常という言葉を聞いて、気が楽になりま
した。少々足腰が痛くても、正常な異常だと思うようにして
います。

やぶ　正常な異常と似た言葉に"無知の知"という言葉もありま
す。元をただせば、こちらの方がその元祖ですね。ギリシャ
の哲学者の言葉です。

木村　すべての学問はギリシャに始まると言われていますね。

やぶ　哲学は難しいけれど、易しいこともあります。このような
言葉を真似て考えてみることですね。わたくしは、"非専門医
は専門医"という言葉をつくってみました。

木村　しかし、"貧乏人は金持ち"とはならないね。

やぶ　まあ、何事もそんなに上手くは行きません。

木村　"窮すれば変じ、変じれば通ず"という色紙を見たことがあ
ります。視点を変えると、事態が簡単になることがあります。
岡目八目ということもあります。

やぶ　プライマリ・ケア医、日本でいえばかかりつけ医ですが、

89

これを説明しているジョン・フライの言葉の中に、"哲学者、そして友人として"という文言があります。哲学とは、複雑なものを簡単にする学問です。これは難しいことだが、上手くゆくと非常に効率よく考えることができるようになる。哲学とは、私に言わせれば、思考の経済学です。そして、すべての学問も同じです。何事も分かり易くしなければならない。

木村　　人生は複雑だから、哲学が必要ですね。医学は人間という複雑なものが対象だから、医者も哲学者でなければならない。病気のことを、患者に分かり易く説明してもらいたいですね。

やぶ　　病気はほとんどが治せない。自然治癒で治っても、これは治したことにならない。だから、説明することが大切です。私が医学生のころは、まだドイツの医学が手本でしたから、ドイツ語の医学用語が多かった。その中にムンテラという言葉があります。ムンドが口、テラピーは治療という意味です。すなわち"口先の治療"です。要するに患者さんへの説明ですね。この言葉は、説明がいかに重視されていたかを示しています。説明が、薬やメスと同格のものと認識されていた。

木村　　病気を技術的な面だけではなく、魂に関係したものとして説明してもらわなければならない。そうでないと、治療ではなく単なる説明になってしまう。

やぶ　　医師と患者は、友達関係でなければならないということになります。

9 結局は人間性

やぶ　私の知っている開業医で、すごく流行っている人がいる。非常に患者が多い。夕方診察券を出しても、診療が受けられるのが夜遅くになる。それでも患者がくる。その先生をみると、あまり勉強していないようだが、非常に人間性が豊かである。患者の考えていることが、直観的にわかるようである。開業医に向いている。

木村　やはり気の合う医者がいいですね。

やぶ　自己決定権などという言葉は知らなくても、人間性が豊かで、患者と友人関係を築くことが上手な医師もいる。都会の片隅や山奥など、日本全国を広く見れば、そのような開業医も多いのではないだろうか。あまり光は当たっていないが、そのような医師が日本の医療の基盤を支えている。

　義父は小児科の開業医だが、有名な国立大学出の開業医は流行らない、地方のあまり知られていない大学の出身者のほうが人気がある、と言っていた。後者のほうが、人間性の豊かな人が多い。

木村　病気の難しい説明されても、素人にはわかりませんからね。

やぶ　私にはなるほどと思った経験があります。知り合いの開業医ですが、よく勉強される優秀な先生です。名古屋大学医学部の先輩でもあります。その先生が面白いことを言っておられた。私が非専門医について書いた文を目にされたことがあったようで、その感想である。

「日頃勉強していない時は、あなたの言うことが分かるが、
　　　サボっていることを反省して医学の文献を読み出すと、あな
　　　たの主張には共感できなくなる」

木村　　専門医は視野が狭くなるからでしょう。狭い範囲について
　　　詳しくなるが、全体をみることができなくなる。ルビンの杯
　　　という有名な絵があります。酒杯の背景が向き合った人間の
　　　顔に見えるやつですね。

やぶ　　人間は両方を見るようにはできていない。したがって、全
　　　体を見るには視点を替えなければならない。

木村　　私も家内を見る視点を替えてみます。有難さがよく分かる
　　　ようになるかもしない。

やぶ　　家内安全ですね。

10　認知症のくすり

やぶ　　最近、アルツハイマー病の薬が開発されて、承認されるよ
　　　うですね。

木村　　薬の値段も高くて、一年に何百万円もするそうです。

やぶ　　それも早期から使うことが勧められています。

木村　　病気の進行を防ぐことができれば、何年も、時には10年20
　　　年と薬をのむことになります。

やぶ　　膨大な医療費になりますね。大量生産すれば、ずっと安く
　　　なるでしょうが、100円200円のようにはなりそうもありませ
　　　ん。たとえお金があっても、そのお金を得るためには結局は

第3部　かかりつけ医との対話

大量の石油が必要です。地球の温暖化が促進される。

木村　　先生はどうされますか。

やぶ　　医療費が負担できなくて、薬を飲めない患者さんも多いで
しょう。何もできなくて申し訳ありませんが、私は友達とし
て、そのような患者さんの傍にいることしかできません。今
の医学は、病気を治すことで問題を解決しようとしています
が、これはいずれ必ず行き詰ります。このままでは、全く先
行きが見えません。

木村　　"窮すれば変ず"です。今は窮しているのだから、変じなけれ
ばなりませんね。

やぶ　　その通りだと思います。これは、医師だけでは解決できませ
ん。患者さんにも考えてもらわなければならない。

木村　　大変な時代になりました。

やぶ　　人間は今まで生きてきたし、本質は変わりませんよ。原点
に返るだけです。生まれれば必ず死にます。それを受け入れ
ることでしょう。幸い昔の人達が生き方を示してくれていま
す。古典に学ぶ必要がありますね。鴨長明、西行、芭蕉、親
鸞、平家の人たちなど、勇気がもらえます。

木村　　医療には人文学も必要ということですね。

やぶ　　近代医学を築いたウィリアム・オスラーは、牧師になるか
医師になるか悩んだあげく医師を選択した。日本で有名な日
野原重明先生は牧師の息子さんだと聞いています。人文学だ
けではなく宗教にも目を向ける必要があります。

木村　　先生は、いつも南無阿弥陀仏だといっていますね。医者に
来て、南無阿弥陀仏といわれると、縁起でもないと気を悪く

93

見逃されてきた医学

する人もいるのではないですか。

やぶ　それは気をつけていますが、もともとそう思っているのだから仕方がありません。そのような患者さんは、他の先生にお願いするしかありません。いずれにしても、今は医学の大きな変革期にきているという認識が必要だと思います。

木村　死は受容しなければならないが、病気も同様に受け入れなければならないものがある。アルツハイマー病は、両脚の麻痺のようなもの、あるいは老化の一種と考えて、次の対応に向かわなければならない。自己決定権の出番ですね。

11　神様へのレポート

やぶ　木村さん、私は最近思いついたことがあります。聞いてもらえますか。

木村　どんなことですか。

やぶ　なぜ、人間が存在するかということです。

木村　それはむずかしいですね。

やぶ　私は、神様がさみしがり屋で、仲間がほしいと思ったからではないかと考えるのですが、どうでしょうか。

木村　神様などが出てきては妄想の類ではないですか。

やぶ　まあ、妄想でも、安心できればよいのではないかと思います。

木村　聞きますから、話してみてください。

やぶ　人のあまり通らない山の中を歩いていると、すごくきれいな花が咲いていることがあります。神様は、誰も見ないのに

94

第3部　かかりつけ医との対話

すごいものを造った。もったいない。蛇や蛙ではその良さが分からない。これは神様としてはさびしい。残念である。これの分かる生き物を造ろうと思った。これが人間です。

木村　妄想だが、話の筋は通っていないこともない。前大僧正行尊は「もろともにあわれと思え山桜　花よりほかに　知る人もなし」と詠んでいます。

やぶ　鴨長明も、「一期のたのしみは、うたたねの枕の上に極まり、生涯の望みは、折々の美景に残れり」と言っている。だから、人間は神様に、こんなに素晴らしいものをみました、すばらしい夕焼けだった、きれいな三日月をみた、山道で白モクレンが満開だった、などとレポートを書かなければならない。たくさんレポートを書けば、お前は頑張っている、もう少しその世で頑張れ、といって長生きさせてくれるかも知れない。芸術などはその類ではないかと思う。

木村　「世の中をなににたとへむ朝ぼらけ　漕ぎゆく船の跡の白波」昔の人はよく考えていましたね。

やぶ　しかし、神様は人間を造ったが、人間には問題が生じた。人間は美しいものを見る感性と同時に、自分の死を知る知性も持った。しかし、神様は人間を不死にはさせてくれなかった。生まれたものは、必ず死ぬ。生を知れば、死も知ることになる。

木村　自分の死をどう受け止めるかという問題が生じた。

やぶ　あの世を考えだしたのもその対策ではないだろうか。ピラミッドに代表される遺跡は、それに如何に膨大な努力が積み重ねられたかを示している。人頭大の石を持ち上げるにも随

95

分力がいる。その何十倍も重い石を山のように積み上げた。死を受容するために、昔の人は大変な思いをしてきた。

木村　病気を治して死を回避するのも、ひとつの手段ではある。

やぶ　しかし、それでは最終的な解決にはならない。人間が人間ではなくなる。

木村　でもいざ病気となると、死にたくないと思いますね。

やぶ　医学の限界を知る必要があります。死を受容しなければならない時期が必ずくる。まあ、沢山レポートを書いたから、よかったと思うこと、そして後は南無阿弥陀仏だと思います。すべてはお任せです。他力本願です。私たちは何か大きな力で生かされている。

12　眠りは死の練習

木村　また、妄想がおきましたか。

やぶ　今度は、眠りは死の練習という考えです。すなわち、眠りは死と同じです。目覚めた時、まわりがこの世であれば生、あの世ならば死です。生死は目覚めた時に決まる。眠っている間は、死と同じで区別がつかない。深い眠りを、死んだように寝ているということもある。

木村　不眠症は、死ぬのが怖いということになりますね。

やぶ　不眠症は不安神経症である、ということになります。眠りを脳内物質で説明しようという発想がある。それならば、動物にも不眠症があってもよいことになる。物質が不足するこ

第3部　かかりつけ医との対話

とは動物にあってもよい。動物が不眠症になって、眠らないことがあるのだろうか。もっともそこまで妄想が進むと、眠りがそもそも必要かということになる。生まれて死ぬまで一度も眠らない生き物があるのだろうか。植物にも眠りがあるのだろうか。こうなると妄想にきりがなくなり、本当の妄想になる。

木村　この話は、これで打ち切りです。

やぶ　それでも、この考え方によって、新しい治療法が考えられないだろうか。

木村　妄想です。

やぶ　諦めます。しかし、やはり死ぬときは、眠るときと同じではないかなあ。自分では区別がつかないのではないか。死が自覚できるのは、忠盛や兼平のような場合です。また西行は、「願わくば　花の下にて春死なん　その如月の望月のころ」といって、その通り2月の16日に死んだ。昔は太陰暦だから、16日は満月です。これは計画的な死だったと推測する人もいる。

　　自分が今死ぬのだと自覚できるのは、自殺する場合や事故の時だけですね。忠盛や兼平の場合は、死の過程を生き抜いた。死の中に命が躍動している。胸が熱くなります。

木村　自殺の勧めですか。

やぶ　自殺にもいろいろあるということでしょう。死を受容すれば、自殺もありうる。延命治療の拒否は自殺と言えないこともない。安楽死もある。

97

13　やぶ医は名医

やぶ　　正常な異常について考えていたら、やぶ医は名医という言葉がうかびました。

木村　　先生は、本当は名医になりたいんですか。

やぶ　　名医と呼ばれたら気分がよいでしょうね。

木村　　自分で名医という人に名医はいませんよ。

やぶ　　確かにそうですね。名医になりたければ、やぶ医でなければなりませんね。頭がこんがらかってくるな。ややこしくしているから、これは哲学から遠ざかることになる。まあ、哲学はそんなに簡単なものではない。試行錯誤の連続です。でも、いろいろ考えていると楽しいね。哲学はphilosophyで、その元の意味は知を愛する、愛知です。私たちは愛知県に生まれてよかったですね。愛知県は、言いかえれば哲学県です。

木村　　今の医学は確かに混迷の中にいます。これを簡単に理解できるようにしなければならない。

やぶ　　やはり、魂を考えてみる必要がありますね。魂というと、よくわからないけれど、ギリシャの哲学者たちは、魂という言葉を使っています。私たちは、意識してそれを考えてみなければならない。ウクライナ魂は確かにある。生命にかけても、守らなければならない考え方が存在する。

　　　　生命に優先する精神がある、ということを自覚しなければならない。生命の医学も必要だが、魂の医学も必要です。

木村　　現代医学は、あまりにも即物的になっています。

やぶ 　生命の医学ではやぶ医でも、魂の医学では名医ということ
　　　もある。

木村 　自分で名医という人に名医はいません。

やぶ 　名医になりたいから、やぶ医に徹します。

木村 　煩悩の塊ですよ、南無阿弥陀仏には程遠い。

14　視点を替える

やぶ 　ジョン・フライは、"common sense and uncommon sensibility"
　　　という表題で講演を行っています。正常な異常と同じ発想で
　　　すね。まあ、簡単にいえば、視点を替えることです。これは
　　　哲学は視点の変換である、ということにもなる。

木村 　天動説から地動説への変換も、視点の変換ですね。それに
　　　よって、惑星の動きをすごく簡単に説明できるようになった。

やぶ 　銀河の全体像についても同じです。私たちの天の川銀河の
　　　全体像は推測するよりないが、アンドロメダ銀河の全体は簡
　　　単にみることができる。銀河の中にいると、自分たちのいる
　　　銀河の全体をみることは容易ではない。しかし、アンドロメ
　　　ダ銀河から天の川銀河を見れば一目瞭然でしょう。

木村 　ルネッサンスも古代を見直すという意味で同じですね。

やぶ 　クーンのパラダイムの変換も同じです。考え方の基本的な
　　　部分で、視点の変換を行う、これが哲学だということができ
　　　る。哲学は視点の変換であるというのも、事態を簡単にして
　　　いるから哲学です。簡単に考えることができなければ、すな

わち、思考の生産性を高めることができなければ学問ではない。哲学は難しいと言われるが、哲学は簡単でなければならない。しかし簡単にすることが難しい。

木村　難は易、易は難、とでも言うのですかね。しかし、視点を変えると何か自由になった気がします。鎖から解き放たれたような気分です。

やぶ　それだけではありません。事態が明確になるメリットがある。縦方向だけでなく、横から見る。医療を、医師の視点や患者の視点からではなく、それを横から見る。両者が向き合っているのを見ると、人間関係や自己決定権が見えてくる。

　　医療の専門化は素晴らしい成果をあげました。多くの発見があり、以前は不治の病とされた白血病も、かなりのものが治るようになっている。本当にすごいことです。しかし、専門化は鎖に繋がれるようなものです。視点の変換が全く不可能になる。

木村　恐ろしいことですね。広い世界があるのに、狭い檻に入って出られなくなる。広い世界があることが分からなくなる。

やぶ　専門医のすばらしい成果は人間機械論によるものです。人間機械論も視点を替えることで生まれました。人間の機械的な部分のみを見て、他の部分を見ないようにする視点です。視点にフィルターをかけるようなもので、これも哲学です。そして、その機械論によって造られたのが現在の専門医です。したがって、この専門医は機械論の枠から逃れることができない。

　　この専門化は、視点の変換の権利を放棄して成り立つ。哲

第3部　かかりつけ医との対話

学が欠落する。こうなると、これからの医学は、ふたつの部門に分けなければならない。昔の医師は、医学を内科と外科に分ける線引きをした。これからは、専門医と非専門医の間に線を引かなければならない。医学の全体構造の再構築です。

木村　　それは医師に考えてもらわなければならない。

15　見えないギプス

やぶ　　実際の診療でも視点の変換は役立つことがあります。

木村　　たとえばどんなことでしょうか。

やぶ　　痛みは見えないギプスである、というのはどうでしょうか。寝違いで首を痛めた時、横を向こうとすると身体ごと回転させますね。ギプスをはめているのと同じです。痛みは患者さんに嫌われるが、見方を替えればこれはすごいセンサー機能です。犬や猫でも人間と同じで手足を傷めることもあるでしょう。しかし、ギプスははめない。痛みがギプスの役割をはたし、患部の負担を軽くして傷が治っていく。

木村　　ギプスがなくても、痛みがギプスの役目をするわけですね。

やぶ　　整形外科でギプスや装具を造っても、面倒で使わなくなる患者さんをよく見ます。そのような場合は、犬や猫と同じで使わなくても治りますよと言う。痛みに従って行動すればよい。過度の負荷があれば強い痛みがでて、自然にその行動をひかえるようになります。痛みを感じるセンサー機能は本当にすごい防御機構です。

101

見逃されてきた医学

木村　他にも例がありますか。

やぶ　診断についていえば、正確な診断がのぞましいが、それが出来ない場合がある。私は、健康は診断できないと患者さんに伝えます。

木村　健康診断がありますよ。あれは診断していないのですか。

やぶ　いろいろ検査をしても異常がないので、病気があるとはいえない。だから、健康でしょうと言っている。間接的な証明で、直接に健康を診断している訳ではない。健康診断で異常がないといわれても、数日後には心筋梗塞や脳卒中をおこす人もいる。

木村　健康は直接的には証明できないのですね。

やぶ　そんなことはありません。証明する方法がひとつだけあります。

木村　どんな方法ですか。

やぶ　それは、後になってみることです。私は80歳まで生きていたので、今まで健康であったことは間違いない。株や競馬と同じで後になれば分かる。

木村　結局は、健康の診断は難しいですね。

やぶ　健康からのずれの少ない軽い病気の診断も難しい。治ってみて初めて診断できる場合も多い。健康と同じです。診断もひたすら正確な診断を求めるのではなく、視点をかえて、どこまで診断できるのかを考えてみるとよい。人間がいかに複雑なものであるかが分かるし、このような複雑なものを造った神様にも気付くことができる。無知の知という考え方を知ることもできる。

102

第3部　かかりつけ医との対話

木村　　発熱も、最近は病気を治すことに役立っているので、むやみ
　　　　に解熱剤を使わないほうがよいと言われるようになりました。

やぶ　　温熱生理学者によると、発熱は免疫機能と連動した生体防
　　　　御反応であるという証拠が沢山あがってきているといいます。
　　　　発熱も痛みも身体のもつ凄い機能です。視点を替えるといろ
　　　　いろなことが分かってくる。哲学万歳ですね。

木村　　身体は複雑だし、そこで起こる変化も複雑です。視点を替
　　　　えて考える必要がある。視点を替えることは視野を広げるこ
　　　　とでもある。

やぶ　　私たちは発熱や痛みを感じて、病気だと察知します。しか
　　　　し、これらの症状は身体の防御反応です。身体は私たちが知
　　　　るよりもはるか前に、自分が病気であることを知ってそれに
　　　　反応している。私たちが病気を知る能力は、身体のそれより
　　　　もワンテンポ遅れています。

木村　　私たちは病気の症状を無くそうとしますが、その前にその
　　　　症状が病気を治すことに役立っているがどうかを考えなけれ
　　　　ばならない。

やぶ　　視点を替えることは、新しい発見をするためのよい方法です。

16　死んでからも忙しい

やぶ　　実は私は死んでからも忙しいのです。死んだらあやまりに
　　　　行かなければならない患者さんがいる。

木村　　それは大変ですね。

103

やぶ　あまり大きな声で言いたくはないが、誤診で失敗したことがある。また、自分の都合で、末期のがんの患者さんの診療を断ったことがある。そうしたら、翌朝にその患者さんが亡くなっていた。本当に申し訳ないことをした。思い出すたびに残念でならない。あの世に行ったら、まずその人たちのところへ駆けつけて、あやまらなければならない。忙しい。

木村　許してくれるといいですね。

やぶ　それはわかりません。許せない、地獄へ行けと言われるかもしれない。それでも、無期懲役は勘弁してもらいたい、有期刑でお願いしたい、と言うつもりだが聞いてもらえないかもしれない。

木村　医者も大変な仕事ですね。

やぶ　やはり、やぶ医ではいけません。目標をもって精進しなければならない。そのためには専門医と非専門医を区分することが重要です。

17　魂科

木村　先生は、最近本を書かれましたね。その中に非専門医の医学は、内科や外科とは異なる魂科だという記述がある。

やぶ　患者の心を扱う診療科に精神科があります。私は専門医でない医師、すなわち非専門医について考えてきました。その結果魂科という言葉を思いついたのです。

　　　ソシュールの言語学というものがあって、それによると何

かものがあってそれに名前が付けられるのではなく、言葉があるからそれが存在するということになる。これはその通りかもしれない。たとえば、春雨という言葉がある。雨にもいろいろあるが、雨を見ていてこれは春雨という言葉で表現すると、その特徴を上手く相手に伝えられる、と考える人がいて春雨が存在することになった。言葉が客観を造る。

木村　学校の先生のあだ名もそれに近い。おおかみという先生がいました。顔の輪郭も狼に似ているが、眼光も鋭い先生でした。人間があるものを見て、あるものを想定する、それが言葉の始まりですね。人間による認識がまずあって、それが言葉として発せられる。

やぶ　人間には魂というものがある。そういう認識が魂という言葉を生み出した。ギリシャの哲学者は、医師は魂を切り離して診察してはいけないと言っている。学問はギリシャに始まるということは本当ですね。魂という言葉を見失ったため、現在の日本の医学の混乱がある。

木村　最近は先生をあだ名で呼ぶことは少なくなったようですね。あまり聞いたことがありません。しかし、あだ名には、魂と魂の交流があります。生徒は先生を人間として見ている。

やぶ　魂とか、神様、仏様などという言葉は、医学からも消えてしまいました。「我包帯し、神これを癒す」や「鬼手仏心」などの言葉は、最近は全く見かけません。

木村　病気をみて、病人をみていない。今はAIによる人工知能が注目されていますが、AIは魂をもつようになるのかな。

やぶ　AIが、自分が大きな力で生かされている、自分の存在は神

見逃されてきた医学

様のおかげだという認識ができるようになるかどうかということでしょう。生物でないと、そのような認識はできないのではないだろうか。AIが、自分の存在を自己決定できるのだろうか。兼平のように自殺できるのだろうか。

木村　いずれにしても、最後は自己決定権ですね。生きるも死ぬも自分で決めなければならない。大変です。

やぶ　まあ、心配はいりません、神様、仏様にお任せですね、南無阿弥陀仏です。最後は南無阿弥陀仏であると自己決定すればよい。

18　歎異抄

木村　南無阿弥陀仏といえば歎異抄ですね。

やぶ　素人にわかる唯一の仏教書です。親鸞の教行信証を読んでもまず理解できないが、歎異抄はわかる。ほとんどの仏教書は、まず仏教の用語でつまずく。しかし、歎異抄ではそれがない。素人にわかる言葉で書かれている。

　　　私は、唯円は半分素人のようなお坊さんだったのではないかと思う。素人が書いたものだから、素人にもよくわかる。素人であることが重要です。家内は私のことを、医学のことを知らない半分素人だと言っている。家内は私を馬鹿にしているつもりだが、私にはほめ言葉である。

木村　専門用語を、分かり易い言葉に置き換えてもらわなければならない。

106

第3部　かかりつけ医との対話

やぶ　　前にも話したように、哲学では視点を替えることが必要です。素人のほうが、患者さんの視点に立ちやすい。

　　　　ところで、のろけるつもりはないが、私の家内は頭がよい。最近私は本を書きました。半世紀ほどの私の経験をまとめたもので、自分ではかなりよいものができたと思っている。しかし、家内に見せたら、こんなものは人生最期の悪あがきだと言う。私は感心しました。自分ではなかなかのものだと自慢したくなるが、確かに神様から見れば、そのとおりである。

　　　　家内は、私よりかなり頭がよい。私は家内と結婚して大分得をしたと思う。逆に家内は損をしたことになる。しかし、いまさら帳尻をあわせるわけにはいかない。なるようにしかならない。

木村　　南無阿弥陀仏ですね。

やぶ　　その通りです。

19　お坊さん

やぶ　　私は自分でも不思議に思うことがある。それは自分が専門医は面白くない、専門医にはなりたくないと思ったことです。今まで、自分の周囲を見ても、そんな人は誰もいなかった。孤立無援です。本当に不思議です。

木村　　確かに変わっていますね。

やぶ　　周りの人たちから見ると、異端宗教のように見えているのではないだろうか。

107

木村　そうなりますね。

やぶ　自分で分析してみるに、私の家は代々医者だが、坊主も多かったのが大きく影響しているように思う。祖父、伯父、いとこは僧侶だし、いとこの女の子もお寺に嫁入りしたので、お内裏さんになっている。祖母もお寺の娘で、兄弟にも坊主が多い。その子供たちも、僧侶や医者になっている。親戚の坊主だけで、サッカーチームができる。

木村　それと専門医がどう関係するのでしょうか。

やぶ　専門医は医療の一部を切り取って対象にします。思い通りの所をどんどん切り取る。しかし、そのような方法では、どうしても対象にされない部分が残る。私には、そのようにしか考えられない。

木村　変なところにこだわりますね。

やぶ　医療は病人を対象にしますが、それを専門化で分割しきることができるのだろうか。哲学は視点を替えることに特徴がある。しかし、専門化では視点が固定化される。専門医になると、哲学や宗教とは無縁になる。医療には哲学や宗教が必要ではないのだろうか。

　　　一般の人たちには、坊主は身近ではないが、私のまわりは坊さんだらけである。これが、ものの考え方に大きく影響しているのではないか。専門医になって坊主と無縁になることは考えられない。医療は、もともとは神官の仕事でしたからね。

木村　確かに、医者と坊主ばかりの変わった家系ですね。

やぶ　この家に生まれてきて、本当によかったと思います。神様、仏様の配慮ですかね。哲学は、どの視点から見るかが重要で

す。私はお坊さんの視点を、言いかえれば神様の視点を、無意識のうちに持つことができたのではないか。神様から見るとどう見えるかということを、無意識のうちに考える癖がついたのではないか。それが、私に他の人とは違う行動をとらせたのではないかと思います。

木村　神様のおかげですね。どんどんレポートを書かなければいけません。

やぶ　私はなるべく月を見るようにしています。一日に一度は月を眺めたい。月は優しいですね、太陽はまぶしくて見ておられない。雲に見え隠れする月を見るのは楽しいし、満月の明るい月も素晴らしいですね。昔の人はよく月を歌に詠んでいます。月を見て人生についてよく考えていたのでしょう。今日の月齢は7日頃だから、上弦の月が見えます。

木村　月齢を調べているのですか。

やぶ　月を見ようとしても、月齢を知っていないと上手く見つけることができません。

木村　今は太陽歴ですから、月齢は別に調べなければならない。

やぶ　太陰暦の昔なら、調べなくても自然にわかる。昔のひとには、月はもっと身近な存在だったのでしょうね。月を見ると、かぐや姫のように、魂は故郷を思い出すのではないか。

20　専門化の徹底

木村　ところで、先生に言わせれば、非専門医は専門医であり、

見逃されてきた医学

　　　その専門科は魂科ということになりますね。これはもうひと
　　　つの専門医をつくることで、専門化をさらに促進することで
　　　はありませんか。

やぶ　　いや、よいことを聞きました。いままで、専門医には欠陥
　　　があると主張してきましたが、これでは専門化という方法に
　　　欠陥があると言っていることにもなります。そうではなく、
　　　専門医と専門化は分けて考える必要がありますね。

木村　　専門化はよいが、それが不完全だとも考えられる。

やぶ　　思い当たることがあります。オーケストラの指揮者です。
　　　むかし、小規模のバンドでは指揮者はいなかった。演奏者の
　　　ひとりがリーダーとなって指揮をしていた。そのバンドが大
　　　規模になってオーケストラになった。指揮者が独立した。音
　　　楽学校には、ヴァイオリン、ピアノ、管楽器などいろいろな
　　　楽器の部門のほかに、指揮科がある。

木村　　指揮者は音を出しませんね。治療しない医師がいてもよい。

やぶ　　非専門医の専門化は、専門化を徹底させることでもある。
　　　非専門医の医学は、魂科でもあるが、指揮科でもある。従来
　　　の専門医は、人間機械論の枠のなかでの専門化だった。魂科
　　　の専門化は、専門化を機械論の枠を超えて押し進めることに
　　　なる。

木村　　先生のように専門医を敵のように思っていては、反発され
　　　るに決まっていますよ。

やぶ　　いままでは、孤立無援だったから、戦いを挑むしかなかっ
　　　た。浅薄でしたね。

110

21　総合診療医

やぶ　　ところで今、総合診療医が求められています。男女を問わ
　　　　ずあらゆる年代を対象に、あらゆる病気に対応できる医師で
　　　　すね。

木村　　そういう医師が要りますね。

やぶ　　しかし、私はこの考え方には、問題があると思います。総
　　　　合診療専門医なるものがあります。これは昔の非専門医のよ
　　　　うな医師を造ろうと意図したものです。非専門医はいろいろ
　　　　な病気をみていた。いろいろな病気をみる専門医を造ろうと
　　　　いうことになった。このようなことを考えたのは専門医です。
　　　　はじめから魂とか自己決定権などは念頭にない医師がこれを
　　　　計画した。

　　　　総合診療医はいろいろな病気をみる医師である。教育すれ
　　　　ばこのような医師ができると考えられた。しかし、いくら教
　　　　育してもこれは無駄な努力である。例えば、外科総合診療医
　　　　なるものを考えてみればよい。心臓の手術も、消化管の手術
　　　　も、整形外科の手術もできる医師を養成しても、これが役立
　　　　つのだろうか。専門医のいないへき地ならともかく、誰もこ
　　　　のような医師に、たとえごく簡単な心臓の手術だとしても任
　　　　せたくはない。

　　　　非専門医はいろいろな病気をみている。病気の8、9割は人
　　　　間の魂と自然治癒と老化現象を理解しておれば対応できる。
　　　　それを専門医からみると、どんな病気もみているように見え

た。専門医の機械しかみえないフィルターのかかった視点から見ると、非専門医はそのような医師に見える。

　総合診療医には、患者と友人関係でなければならないとか、患者には自己決定権があるというような意識は完全に欠落している。

木村　そのような認識はないようです。これでは患者は人間扱いされませんね。

やぶ　総合といっても、全部を総合しているわけではない。病気はみているが人間を見ていない。これでは総合といっても看板倒れです。

木村　総合診療医の考え方は、視野が狭いですね。総合医は、医療全体を見なければならない。視点の変換が必要です。天文学ですね。望遠鏡がいります。

やぶ　専門医は天文学とは対照的に、顕微鏡ばかり見ているように見えます。以前知り合いの先生が、文献を読み出すと、私の非専門医の論文が理解できなくなると言われたことを紹介しましたね。専門医が勉強する場合は顕微鏡を見なければならない。望遠鏡とは反対方向を見ることになる。宇宙のことは理解できなくなる。

木村　総合診療では、病人すなわち人間をみなければならない。

やぶ　全人的医療という言葉もあります。ただ、人間と向き合えば、人間が見えると考えることは、誤りではないだろうか。人間について広く深い知識がないと、人間全体は見えてこない。見る側にセンサーがなければ、それを感知することはできない。自己決定権という概念を知らなければ、それを人間

の中に見ることはできない。

木村 　人文学や哲学が必要ですね。しかし、先生のように天文学で遠くまで視点を移すと、逆に人間が小さくなって見えなくなるのではないですか。先生は高血圧症を軽く見過ぎているのではないか、という疑問も生じます。

やぶ 　鋭い指摘ですね。やはり、極端はいけません。医学には、顕微鏡も望遠鏡もどちらも必要ですね。

木村 　中庸を行くことも難しいところがあります。いろいろな視点から見ることが必要ですが、それらの視点を総合する視点も必要です。

やぶ 　やぶ医には難しい。なんとか簡単になりませんか。

木村 　先生得意の南無阿弥陀仏ではどうですか。

やぶ 　困った。なまんだぶ。なまんだぶ。

22　見失われた医師

木村 　最近先生は、『見失われた医師』という本を出版されましたね。

やぶ 　今の日本の医学は、すべての医師が専門医で、非専門医がいません。非専門医が見失われています。私に言わせれば、本当の医師は非専門医なので、さらに強調すれば、日本には医師そのものがいないことになります。

木村 　それは極端な考え方ですね、多くの専門医からは異端宗教に見られるに違いありません。

見逃されてきた医学

やぶ　　それは困るが、私が間違っているとも思えない。ギリシャ
　　　　の哲学者は、医師は、魂を別にして患者をみてはいけないと
　　　　言っている。彼らに現代の専門医をみせると、彼らは医師で
　　　　はない、技術者だと言うに違いない。

木村　　知り合いの先生には読んでもらいましたか。

やぶ　　読んでもらいましたが、違和感があるという人が多いです
　　　　ね。あなたの考え方が理解されるには、何十年も必要だとい
　　　　う人もいました。この本は、どうなるのでしょうか。子供を
　　　　一人旅に出すような気分です。そこで、先人の歌を借りて次
　　　　のような歌を作ってみました。その子の一人旅の無事を祈る
　　　　気分です。しかし、最後は南無阿弥陀仏ですね、お任せです。

　　　　心あらむ人にみせばや　倭の国のくすしの里の　冬の景色を
　　　　（心あらむ人にみせばや　津の国の難波わたりの　春の景色を
　　　　能因法師）

　　　　扶氏医戒　輝く春は夢なれや　葦の枯れ葉に　風わたるなり
　　　　（津の国の　難波の春は夢なれや　葦の枯れ葉に　風わたるな
　　　　り　西行）

木村　　本が売れてくれるといいですね。

やぶ　　まあ、内容次第ですね。ひとりで歩いてもらうより仕方が
　　　　ありません。こちらは祈るだけです。南無阿弥陀仏、南無阿
　　　　弥陀仏、なまんだぶ、なまんだぶ。

木村　　しかし、先生の南無阿弥陀仏は少しあやしい。なにか底が

114

第3部　かかりつけ医との対話

浅い。自分の責任を転嫁しているようにも感じられる。

やぶ　　それでも、なまんだぶです。それ以外に言う言葉がない。所詮人間は煩悩を抱えて生きて、お迎えを待つしかない。なまんだぶ、なまんだぶ。アーメンでもよい。なんでもよい。

木村　　支離滅裂です。

やぶ　　私たちは死ねば、支離滅裂、雲散霧消、それでも、死後の世界があると考えれば、死を受容しやすくなります。なまんだぶ。なまんだぶ。

23　行き詰まった現代医学

木村　　いずれにしても、現在の医学は変わらなければなりませんね。

やぶ　　医学は20世紀に大きく変化しました。この新旧のふたつの医学を、医師も患者も理解しなければならない。

木村　　医学のみではなく、人文学や宗教などを含めた広い視野で、医療を根本的に見直す必要がありますね。

やぶ　　医師と患者に共通の医療観が求められています。医師と患者が情報を共有し、医療について共通の認識をもつことが必要です。自己決定権をキーワードにして、医療について両者が話し合うとよい。しかし、私には大変心配なことがあります。

木村　　なんでしょうか

やぶ　　医師自身が、自己決定権を奪われていることです。自己決定権を自覚できるのは、非専門医だけだが、その非専門医の自己決定権が奪われている。非専門医は、患者との友人関係

115

がその医療の根幹だが、それを自己決定することができない
状態になっている。

木村　具体的にはどのようなことでしょうか。

やぶ　現在、かかりつけ医を普及させるために、総合診療医が必
要とされている。前にも言ったように、総合診療医は自己決
定権を自覚していない。かかりつけ医として自己決定権のな
い医師が求められている。日本の医学が非専門医の自己決定
権を奪っている。

木村　医療界も大変な状態になっていますね。

やぶ　現在の医学は、死に対して、死を回避することによってそ
れを解決しようとしている。しかし、その方法には限界があ
ることが明らかになってきた。代りの方法が必要だが、これ
は宗教以外にないように見える。

木村　病気ではなく病人をみることに誇りをもつ医師魂をもった
非専門医がほしいですね。非専門医を主題にした先生の著書
が売れるとよい。

やぶ　自費出版の費用を回収できれば有難いが、それよりも、患
者さんがよい医療を受けられるよう、役立てばうれしい。あ
の世であやまらなければならない患者さんも、多少は情状酌
量して刑を軽くしてくれるかも知れない。

木村　嘆願書を書きますよ。

やぶ　有難うございます。よろしくお願いします。

24　宗教とは何か

木村　結局、現代医学とは何だったのでしょうか。

やぶ　旧い医学は治療する医学ではなかった。病気が治るのは自然治癒だけだった。

木村　そこに抗生物質が出現し、病気が治せるようになった。

やぶ　昔は病気を治すのは神様だけだったが、そこに人間が治す医学が出現した。人間は神様になったようなつもりになり、のぼせあがってしまった。これで死の問題に対応できると思いこんでしまった。そして、病気を治すことのみに専念する専門医が生まれた。そして、総ての医師が専門医を目指すようになった。

木村　非専門医が見失われてしまったのですね。

やぶ　昔は医学部には内科学教室があり、そこでは内科医が養成されていた。現在からみると、その内科医が非専門医だった。しかし、20世紀の後半に、内科学教室が専門別の内科学教室、例えば消化器、循環器、呼吸器などに分割されてしまった。内科医が見失われた。

木村　医学部の卒業生が進路を見渡すと、すべての分野が専門科で、直接非専門医を目指すことが出来なくなってしまったということですか。

やぶ　その通りです。非専門医になるには、一度何かの専門医になり、その後その専門を返上しないと非専門医になれないことになった。

木村　それは難しいですね。遠まわりしなければならない。一度
　　　反対方向へ進み、引き返さなければならない。

やぶ　180度回転しなければならないが、これが難しい。

木村　よほどの動機がないとできませんね。

やぶ　専門医が非専門医になるには、専門医である自分を否定し
　　　なければならない。これが難しい。視点が固定され、哲学を
　　　取り戻すことができなくなる。世界の医学全体を見ると、米
　　　国と日本の医学全体がその状態になっている。

木村　それほど大規模で、非専門医が見失われているのは、驚く
　　　べきことですね。専門医だけでは、戦術レベルでは考えるこ
　　　とはできるが、戦略的な規模での作戦は立てられない。軍隊
　　　なら必敗です。

やぶ　信じられないことですが、私にはそのようにしか考えられ
　　　ない。

木村　この窮状を打開するには、宗教からの視点が必要なのでしょ
　　　うか。

やぶ　その通りだと思います。現代医学では宗教は完全に視野の
　　　外です。しかし、医療の起源を見れば、宗教の関与は明らか
　　　です。宗教抜きには医療は成り立たない。

木村　宗教とは何なのでしょう。

やぶ　私は、人間の存在全体を、統一的に解釈しようとする仮説
　　　だと思います。人間で最大の問題でもある死に対する仮説で
　　　もある。人間の知恵の結晶だから、これを無視しては混乱に
　　　陥ることは必定です。
　　　　例えば、未知の土地の地図を作ろうとすれば、仮の基点を

定めて、それと個々の地点の関係を明らかにする。そうすれば、その土地の全体像を描くことができるようになる。赤道はその例です。人間の存在の全体を知ろうとするときも、同じ方法をとることができる。神という言葉も赤道と同じです。キリストもお釈迦さんも仮の基点ではないか。

木村　人間の頭の中には、生老病死、喜怒哀楽、魂、自己決定、あの世、神様など様々なものが詰まっています。統一的に解釈することは至難のわざです。

やぶ　哲学者のフォイエルバッハは、「神学の秘密は人間学であり、神の本質の秘密は人間の本質である」と言っています。宗教は人間を知る学問だから、精神の解剖学です。肉体の解剖学と同様に医学の基礎です。

25　落ちこぼれ医師

やぶ　今後は、哲学や宗教にも関心をもつ非専門医が必要です。その意味で、今後はかかりつけ医が重要になります。かかりつけ医は比較的非専門医になり易い。現在でも、患者とよい友達関係を築いて、実質的に非専門医として活躍している開業医も多い。

木村　しかし、このような医師はあまり注目されていませんね。

やぶ　ジョン・フライは、モラン卿という人のプライマリ・ケア医についての発言を紹介しています。

　　　「プライマリ・ケア医は、医学のはしごから落ちた落ちこぼ

れであり。医学の第2級市民である」

　このプライマリ・ケア医は日本ではかかりつけ医に相当します。

木村　かかりつけ医はあまり高く評価されていないようですね。

やぶ　モランさんは卿という称号がついているから、かなり地位の高い人でしょう。そういう人の発言ですから、世間一般の評価は推して知るべしですね。しかし、専門医から落ちこぼれることは、現在では非専門医へ通じる唯一の細道です。落ちこぼれることは非専門医へ向かっていることです。専門医で成功した医師は、まず非専門医にはなれません。彼にとっては、患者よりも論文の方が重要です。その視点を替えることはできない。

　また、視点を替えることは、従来の自己を否定することでもある。成功体験があればあるほど、それは難しくなる。そして、そのような専門医として成功した医師が、医学教育の指導者になる。落ちこぼれ医師を見直す人は、医師には全くいなくなる。

　指導者は落ちこぼれを造ろうとは思わないし、医学生も落ちこぼれになろうとは思わない。強い悪循環が生じる。現在の医学教育では、非専門医への道は完全に塞がれてしまっています。

　しかし、それだけではない。状況はもっと深刻です。

木村　何が起こっているのですか。

やぶ　この落ちこぼれを無くそうとする動きがある。非専門医への唯一の細道も閉ざされようとしている。そうなれば、非専

門医は止めを刺されることになる

木村　抹殺されることになっては、一戦を交えなければなりません。ウクライナですね。

やぶ　日野原先生は、「医学は他の領域の英知を吸収して、その科学性が急速に進展し、家庭医はそれについて行けなくなった」と指摘しておられる。この家庭医はかかりつけ医のことです。このような考え方から総合診療専門医が考案された。

木村　日野原先生のような重鎮がそのような発言をされたのでは、非専門医が生き残る余地はありません。

やぶ　したがって、この苦境を乗り切るには、患者さんからの援軍が必要です。

木村　世間の評価は低くても、逆境にあっても、患者とよい友達関係にあれば、その患者からは高い評価を受けるに違いありません。それで自信がつきますね。

やぶ　患者さんから評価されれば、自分が誤った道を進んでいないことを実感できます。自信をもって落ちこぼれることができる。非専門医であることを自覚した、医師魂を持ったかかりつけ医がもっと多くなることを願っています。患者さんにも、そのような医師を応援して下さるようお願いしたい。

木村　自分たちのためですからね。患者にとっては、こういう医師こそが名医です。

やぶ　患者さんとかかりつけ医は、自己決定権については容易に意見の一致を見ることができるように思います。友人同士ですから、分かり合えるのではないでしょうか。

　　　特に医師側には、前にも言ったように、専門医が専門医を造

るという悪循環のシステムが確立しています。医師側からの改革は期待できません。現状を変えるには、患者さん側からの非専門医への強い援助が必要です。ウクライナと同じです。

木村　かかりつけ医と患者が、診察室で話し合うといいですね。

やぶ　血圧を測るよりも、そのほうが有益ではないですか。

木村　それでも、血圧はしっかり測って下さい。

やぶ　わかりました、それでも南無阿弥陀仏の方が大切ではないかなあ。

木村　耳が聞こえないからといって、ごまかしてはいけません。

やぶ　わかりました。なまんだぶ。

26　あの世はあるか

木村　先生は、死んだら、生前に迷惑をかけた患者さんに会って、謝らなければならないと言っていましたね。あの世のあることを信じているのですか。

やぶ　行ったことがないのでわかりませんが、あるような気がします。

木村　難しいですね。

やぶ　しかし、あの世があるかどうかは、人間の視点から見た議論ですね。視点を変えてみてはどうでしょうか。人間を人間の外からみると、人間はあの世があると思わなければならないようにできている、と考えることもできる。

木村　視点の転換、哲学ですね。

やぶ 　木村さんは、亡くなったご両親を思い浮かべることができますね。しかし、私には思い浮かべることはできない。ご両親が生きておられたことはわかるが、それを実感できない。私には無いものと区別がつかない。しかし、無いものでも木村さんにはある。ご両親を消し去ることはできない。

木村 　他人から見ると無いものをあると信じているわけですね。

やぶ 　木村さんが5年後に亡くなったとしましょう。5年後の木村さんにも両親の存在は確かです。そこで自分が死ねば、両親とおなじく三途の河を渡ったわけだから、両親と会われてもおかしくはない。人間の精神は、あの世があると思わなければならないようにできている。

木村 　人間とは何かと問うことは、人間からはなれた視点をもつということですね。

やぶ 　哲学者のキルケゴールは、人間とは何かと問うことで、非常に面白いことを言っています。次のような文章です。

　「人間とは何であるか？　人間とは精神である。しかし、精神とは何であるか？　精神とは自己である。しかし、自己とは何であるか？　自己とはひとつの関係、その関係それ自身に関係する関係である」

　この文章は、はじめは全く理解できなかった。しかし、数年後にこれは視点を替えることではないかと気づいた。宇宙船が自分を見ようとすれば、自分を自分の外から見なければならない。もうひとつの宇宙船がいる。

　自分が自分を見ようとする場合も、もう一人の自分を造らなければならない。こうなると、前の自分と後の自分のふた

りが存在することになる。このふたりの関係は、関係が関係に関係すると言ってもよい。

木村　哲学ですね。人間は、新しい視点をもったからこそ人間になった。もともと人間には、新しい視点を造る能力が備わっている。これは、人間が人間になるための根源的な能力と言ってよい。

やぶ　人間には、過去を記憶する能力もある。

木村　美しいものを見分ける能力ももった。

やぶ　しかし、後の自分は、自分の死を知ることにもなった。自分は必ず死ぬ。死とは何か。

木村　人間は思考能力を最大限につかって、この難問に立ち向かわなければならないことになった。

やぶ　私は患者さんに、そのうち亡くなられた奥さんに会えますよ、早く来ないかなと待っておられますよ、と言うことがある。それで怒り出すひとはいない。これは私の錯覚かもしれないが、何か安心されるように見える。

木村　自己決定権の発動ですね。あの世があると思えばよい。

やぶ　人間とは何か、難問ですが考えていると楽しいですね。人生は一幕の演劇をみるようなものです。死ねばどうなるのでしょうか、自分は消えるが、地球に生命は残る。しかし、何億年後はどうなるかわからない。

木村　短いけれど人間として生きさせてもらったことに、感謝しなければなりませんね。

やぶ　やはり、神様は存在しているのではないかなあ。

木村　人間はそのように考えなければならないように造られている。

第3部　かかりつけ医との対話

やぶ　　これも神様の配慮かもしれない。結局は人間、南無阿弥陀
　　　　仏です。他力本願、すべてはおまかせです。親鸞の叡知に感
　　　　謝しなければならない。また、私たち素人にも分かるように
　　　　歎異抄を書いてくれた唯円にもお礼を言わなければならない。
木村　　なまんだぶですね。

27　ふたりの自分

やぶ　　木村さん、私は80歳を越えましたが、自分が年をとったと
　　　　いう気がしません。40歳や50歳のときとあまり変わらない。
木村　　その通りです。身体は随分とくたびれてきましたがね。
やぶ　　キルケゴールの自己を考えると、自己は肉体の自分と精神
　　　　の自分でできていますね。肉体の自分は死ぬが、精神の自分
　　　　は不老不死です。死ぬときは、肉体の自分の死を、精神の自
　　　　分が見守ることになる。
木村　　しかし、肉体の自分が死ねば、精神の自分も無事ではおら
　　　　れない。
やぶ　　肉体の自分は死んで神の世界へ戻るが、精神の自分は取り
　　　　残される。
木村　　心細い。誰か傍にいてほしい。
やぶ　　誰か傍にいてほしい、それが医療の原点ではないだろうか。
　　　　オスラーという近代医学の基点となった先生ですが、この先
　　　　生が、医師は存在するだけで意味があると言っています。患
　　　　者の傍らにいるだけ、standing by だけで事態が変わると言っ

125

見逃されてきた医学

ている。

木村　家族や友達が傍にいてくれると心強いでしょうね。病気や
あの世のことをよく知っている友人であればさらによい。

やぶ　オスラーを心酔しているルイス・トマスという医師がいま
すが、この先生が、ミシシッピーの田舎の医師会長の行動を
絶賛している。彼は自分の会長就任講演の晴れ舞台を眼前に
して、高齢の患者の臨終に立ち会うため席をはずした。彼を
医学生に見せたい、詳細に観察してほしいといっている。

木村　高齢者の末期では、医療行為は必要ありません。Standing
by ですね。

やぶ　フーフェランドの医戒も全く同じことを言っています。

木村　精神の自分が魂です。精神の自分に寄り添うのがかかりつ
け医、魂科の医師です。

やぶ　肉体の自分と精神の自分からなる自分は、関係が関係に関
係して複雑になっている。しかし、肉体の自分が消えると、
精神の自分だけになって、非常に分かり易くなる。これが魂
だと考えればよい。

28　異なった職種

木村　かかりつけ医は、昔からの医師ですね。専門医は新しい医
師です。この両者はその役割や機能において大きく異なって
います。これほど違うものを、同じ医師といってよいもので
しょうか。

やぶ　医師とは何かということになります。昔からの医師は、そもそも医師とよばれていたから医師でよいと思いますが、新しい医師には別の名前をつけることも可能ですね。しかし、医師が分かれたのですから、医師には違いありません。専門医と非専門医でよいのではないでしょうか。

前にも触れたルイス・トマスは、新旧ふたつの医学は別の職業だと言っています。同じ医師と言っても、ふたつは峻別しなければならない。別の職種と言ってよいかもしれない。

たとえば、私たちは医師と歯科医を区分していますね。専門医は後者と同じです。心臓科医、肝臓科医、脳科医です。身体の部分をみている点で同じです。医師は魂科でもともと身体はみていない。

医療は治せない時にどうするかというのが、その基本型です。それを行っていたのが医師です。その後身体の異変を修理する医学が生まれた。それを担当するのが、歯科医であり、専門医です。

言いかえれば、むかしからの医師は人間全体をみる全体医であるのに対して、歯科医や専門医は人間の一部をみる部分医ということになります。

部分医は、病気のみをみて病人をみていない、病気すらみていない可能性もある。"病"をみても"気"をみていない。気は心です。問題は、部分医からは全体医が全く理解できないことです。落ちこぼれにしかみえない。部分医は落ちこぼれを救おうとするが、それは逆に全体医を抹殺するという誠に皮肉な結果になる。現在の日本の医療界は、例えれば、ウ

クライナと同じです。専門医に占領されている。患者さんも全体医、すなわち非専門医も非征服民です。

部分医の病気を治す技術はその有効性が簡単に分かる。それに対して全体医の哲学や宗教はその効用がよく分からない。特に専門医は感性を欠いている。哲学や宗教を理解できない集団によって、医学が支配されようとしている。

しかし、哲学や宗教は患者さんが人間らしい医療を受けるには必須のものです。従って、全体医が欠かせない。そして、患者全体をみるには友達でなければならない。友達になれば、哲学や宗教が見えてくる。

木村　病気を治してもらうには専門医が必要ですが、それだけでは患者にとっては不十分です。兼好法師が言っているように、友達としての医師もほしい。医学のことも、哲学や宗教ともからめて知っている医師がよい。

やぶ　私は、ジョン・フライの"正常な異常"、もとの英語では"normal abnormality"ですが、この言葉を見た時、何か急に視野が広がる感じがしました。山の頂上に立って遠くまで見晴らすような気分です。これは患者さんにも伝えた方がよいと思い、時々このように考えてみてはどうですかと提案しています。

木村　自己決定権も説明してもらいたいですね。鴨長明、西行、芭蕉、親鸞、キルケゴールなどについても話し合えるとよい。死についてどう考えるかは人間最大の関心事ですから。

やぶ　総合は、結局は見えている範囲しか総合化することはできない。総合は対象を何処まで見ているか、すなわち視野の広

さで決まる。総合医学も、現在の狭い医学だけでなく、哲学や宗教も視野にいれないと、患者さんの期待にこたえることのできる医学にはならないのではないか。

木村　医療には2種類の医師が必要です。どちらも欠かせない。しかし、ひとりの医師が両方を兼ねることはできません。両者はあまりにも違いすぎます。

やぶ　現在は、かかりつけ医は専門医が簡単に兼ねることができるように思われている。かかりつけ医がどのような医師か、医師もほとんど理解していない。理解していないというよりも、理解できなくなっている。

　　もし、現在のように専門医が非専門医を理解できない状態が続けば、その時は専門医はもはや医師ではなくなって、技術者であるということになる。日本から医療が消える。

木村　哲学が必要ですね。視点を替えなければならない。哲学は医療には必要がないと思われているようですが、これは変えてもらわなければなりません。

やぶ　医学教育も変革が必要です。基礎医学の中心は解剖学です。医学生のとき、人体解剖をやると、いよいよ医者になるのだという実感がわく。しかし、現在の医学ではこれで終わりです。哲学や宗教は人間の精神の解剖学です。この基礎が全く教えられていない。

　　旧制高校では一般教養が教えられていた。デカンショ節ですね。デカルト、カント、ショーペンハウエルで半年、後の半年寝て暮らす。このような知識をもった学生が医師になり、昔のよいかかりつけ医、すなわち非専門医になっていた。そ

れが現在は見失われてしまっている。

　今の高校生は受験勉強ばかりで、哲学どころではない。せめて医学部に合格したら、哲学や宗教に関心をもってもらいたい。医学部に合格するような優秀な人材が、すべて専門医を目指すとなれば医学は終わりです。特に文科系の学部のある総合大学universityの学生さんには、ぜひそれをお願いしたい。

29　専門医と非専門医の連携

やぶ　　私はかかりつけ医をめざして、本当によかったと思います。かかりつけ医は一番高い山に登って医療全体を見渡せる。すなわち、かかりつけ医は患者さんのニーズがすべてわかる。

　　　　患者さんと友達になることです。かかりつけ医は自分の視点を患者さんの視点へと替えなければならない。

　　　　ジョン・フライがプライマリ・ケア医は哲学者でなければならない、と言ったことには深い意味がある。

木村　　哲学が重要なのは、それが人間の考え方の基本だからでしょう。哲学に無縁になる専門医はさびしいですね。

やぶ　　しかし、病気を治すことはすばらしい。昔は病気を治すことは自然治癒しかなかった。それが専門医によって可能になった。これは文字通り神業です。専門医にはもっともっと頑張ってもらわなければならない。そして、専門医が自己決定権などという言葉に煩わされることなく、安心して自分の専門分野に専念してもらうためには、非専門医が自分の役割を

十分に理解し、専門医を支えなければならない。お互いの存在を認め合い協力すれば、患者さんにもっとよい医療を提供できる。

　かかりつけ医制度が必要だと言われていますが、制度を造っても魂をいれなければ機能しない。無理やり患者を総合診療医に登録させても、その制度は機能しない。患者が自己決定権で、かかりつけ医が必要かどうか、必要ならどのかかりつけ医を選ぶかを決めなければならない。また、医師も魂のある落ちこぼれ医師を増やさなければならない。これにも患者さんからの援軍が必要です。

木村　そうなれば、患者も安心できますね。そのような医療制度ができることを願っています。患者もかかりつけ医を選ぶときは、医療技術よりも、友達になれるかどうかを基準にすればよい。友達であることは、人間として対応してもらえるということです。

やぶ　病気の8,9割は、治るも治らないも、なるようにしかならない。自然治癒と老化現象が基本です。技術で病気を治す医学には限界があることを知らなければならない。人間の致死率は100％で普遍です。人間を離れて、神様の視点から見れば、医学が如何に無力であるかがわかる。したがって、魂と魂の交流が必要です。

木村　友達となったら、誰でもその先生を応援しますよ。

やぶ　扶氏医戒は「施ス者モ受クル者モコレニ因テ真福ヲ得ムコトヲ」と言っている。正に真福を得た気分です。有難うございます。

見逃されてきた医学

文献リスト

1. ルイス・トマス著『医学は何ができるか』石館康平・中野恭子訳
   晶文社　1995
2. 『セシル内科学（第16版）』小坂樹徳・高久史麿監訳　医学書院
   サウンダース　1985
3. ルイス・トマス『古典的職業としての医学』
4. ジョン・フライ著『プライマリ・ケアとは何か』日野原重明・紀
   伊国献三訳　医学書院　1981
5. John Fry『A New Approach to Medicine － Principles and
   Priorities in Health Care －』MTP press Limited 1978
6. John Fry『General Practice and Primary Health Care
   1940s-1980s』The Nuffield Provincial hospitals Trust 1988
7. 『平静の心　オスラー博士講演集』日野原重明・二木久恵訳　医
   学書院　1983
8. セーレン・キルケゴール著『死にいたる病』桝田啓三郎訳　筑摩
   書房　1996
9. ロバートB.テイラー編『家庭医療学』中尾喜久・玉田太朗監訳
   シュプリンガー・フェアラーク東京　1991
10. 伊原鉄二郎『英国の医学教育とＮＨＳ』医療'92　8巻12号　メヂ
    カルフレンド社1992
11. 小川鼎三著『医学の歴史』中央公論社　1964
12. 『杉田玄白　蘭学事始ほか』芳賀徹・緒方富雄・楢林忠男訳　中
    央公論新社　2004
13. 小池猪一著『図説　日本の"医"の歴史』大空社　1993
14. B・エイベル・スミス著『英国の病院と医療』多田羅浩三・大和
    田建太郎訳　保健同人社　1981

謝辞

　本書は長年に渡る"医師になるにはどのようにしたらよいか"という問いに対する考察をまとめたものである。

　私の医師人生のすべては、この問題への取り組みであったが、同じことを考える人は周囲に誰もいなかった。孤立無援である。しかし、少数ではあるが、私を理解し支持してくれた人たちがいる。名前を挙げて御礼を申し上げる。

　まず、名古屋大学大学院の病理学教室（田内　久教授）で机を並べていた、同級生の折茂謙一君、後に母校の臨床病理の教授になった中島伸夫君、3年先輩の渡辺久也先生、そして名古屋大学ボート部以来の友人、丹羽一弥信州大学名誉教授である。また、私の初期の論文について高い評価をいただいた、社会保険旬報元編集長笹川浩一氏にも御礼を申し上げたい。

　さらに、私の診療所へ通院してくださった患者さんたちからも、多くを学ぶことができたし、支援の言葉も頂いた。患者さんは、本書の共同執筆者といってよい。

　また、私の家族にも感謝したい。妻則子は言うまでもないが、長男康介は診療所を引き継ぎ、長女千晶は薬剤師として診療所を手伝ってくれた。

　最後に、私が未熟なために、迷惑をかけた多くの患者さんたちに謝らなければならない。許されることではないが、その経験は本書の執筆を推進する力にもなった。本書によって、私のような失敗が少しでも減ることを願っている。

著者略歴

渡辺 元雄 （わたなべ もとお）

1964年　名古屋大学医学部卒
1969年　名古屋大学大学院卒　専攻　病理学
1969年　社会保険中京病院内科勤務
1975年　渡辺クリニック　開業
2018年　渡辺クリニック　長男渡辺康介継承

受賞　2001年　日本医師会懸賞論文　優秀賞
　　　日本医師会2001年特別記念事業　論文課題
　　　「21世紀の医療制度の展望」投稿論文　「21世紀の一般医」

著書一覧
①見失われた医師―かかりつけ医実践の記録―
　（2022 ブイツーソリューション）
②かかりつけ医との対話―医療における自己決定権―
　（2023 ブイツーソリューション）
③かかりつけ医との対話Ⅱ―20世紀の医学革命―
　（2023 ブイツーソリューション）
④かかりつけ医の独り言―理想のかかりつけ医を求めて―
　（2024 ブイツーソリューション）
⑤見逃されてきた医学（著書②及び④は、本書⑤に再掲）

見逃されてきた医学
―神　西洋医学の礎石―
2024年9月30日　初版第1刷発行

著　者　渡辺元雄
発行者　谷村勇輔
発行所　ブイツーソリューション
　　　　〒466-0848 名古屋市昭和区長戸町4-40
　　　　TEL：052-799-7391 / FAX：052-799-7984
発売元　星雲社（共同出版社・流通責任出版社）
　　　　〒112-0005 東京都文京区水道1-3-30
　　　　TEL：03-3868-3275 / FAX：03-3868-6588
印刷所　モリモト印刷

万一、落丁乱丁のある場合は送料当社負担でお取替えいたします。
ブイツーソリューション宛にお送りください。
©Motoo Watanabe 2024　Printed in Japan　ISBN978-4-434-34546-3